Knaur

Über die Autorin:

Stefanie Werger wurde 1951 in Köflach (Weststeiermark) geboren. Als Rocksängerin machte sie insbesondere in den achtziger Jahren auf sich aufmerksam und publizierte eine Reihe von Alben. 1991 erschien ihr erstes Buch, *Am Anfang war die Liebe,* das in Österreich zum Bestseller wurde. *Wer spricht hier von Diät?* ist bereits ihre vierte Veröffentlichung.

Stefanie Werger

Wer spricht hier von Diät?

Haysche Trennkost: Schlanker
durch Genuß und Lebensfreude

Knaur

Besuchen Sie uns im Internet:
www.droemer-knaur.de

Vollständige Taschenbuchausgabe Mai 1999
Droemersche Verlagsanstalt Th. Knaur Nachf., München
Copyright © by Stefanie Werger
Alle Rechte vorbehalten. Das Werk darf – auch teilweise –
nur mit Genehmigung des Verlages wiedergegeben werden.
Umschlaggestaltung: Agentur Zero, München
Umschlagfoto: Heidi Nerath
Satz: Ventura Publisher im Verlag
Druck und Bindung: Ebner Ulm
Printed in Germany
ISBN 3-426-82231-8

5 4 3 2 1

Inhalt

Vorwort

Im Grunde wollte ich das Thema »Diät« mit der Veröffentlichung meines Buches »Bevor du den Löffel abgibst, steck' ihn in den Mund« ein für allemal besprochen wissen. Es hat mich einfach gekränkt, daß sich die Medien allmählich mehr auf meine Körperfülle konzentrierten als auf meine künstlerischen Ergebnisse. Tatsächlich aber wird dieses Thema in den Breitengraden des Wohlstandes niemals ganz ausgereizt sein, weil sich der Großteil dieser Bevölkerung mit ungebrochener Konsequenz falsch und ungesund ernährt.

Meine Ab- und Zunahmequalitäten sind den Österreichern hinlänglich bekannt. Die damit verbundenen »Umfaller« rüttelten mitunter heftig an den Fundamenten meines starken Frauenbildes. Nun, da es mir gelungen ist, mein Körpergewicht auf sehr gesunde Weise in relativ kurzer Zeit um über vierzig Kilo zu reduzieren, empfinde ich das neuerliche Medieninteresse als eher schmeichelhaft. Konnte früher kaum ein Journalist ohne das Namensattribut »schwergewichtige ...« auskommen, lasse ich heute die Bezeichnung »Werger light« wie Himbeereis auf meiner Zunge zergehen, auch wenn ich von meinem Traumgewicht noch ein paar Konfektionsgrößen entfernt bin.

Als der Erfolg meiner Ernährungsumstellung für jedermann sichtbar geworden war, wollten sehr viele Menschen von mir wissen, wie ich das geschafft habe. Es genügte nicht zu sagen, daß ich mich an der »Hayschen Trennkost« orientiere, über die es ausreichend Lesestoff zu kaufen gibt. Man wollte meine Erfahrungen mit allen Krisen und Erfolgserlebnissen von mir persönlich dokumentiert haben. Ich verstehe das, weil viele Diätspezialisten in ihren Büchern meist eine zu sachliche, manchmal auch militante Fachsprache anwenden, die nicht unbedingt dafür geeignet ist, Lust auf Lebensumstellungen zu vermitteln. Man kann die Sensibilität der Betroffenen nur nachvollziehen, wenn man selber betroffen war. Zudem sind die Rezeptvorschläge in solchen Büchern meist auf den deutschen Gaumen abgestimmt.

Also entschloß ich mich, all meinen Vorsätzen zum Trotz, dieses Buch zu schreiben, indem ich absolut offen zu berichten versuche, wie es mir vor und mit meiner Ernährungsumstellung ergangen ist. Ich wäre glücklich, jenen Menschen einen persönlichen Anreiz vermitteln zu können, die Rubens gern gemalt hätte.

Rotlicht

Man ist keine fröhliche Dicke mehr, wenn man weit über hundert Kilo wiegt, an schwerer Gastritis leidet, seine Schuhbänder nur mehr mit großer Anstrengung zubinden und wegen permanenter Müdigkeit keinen klaren Gedanken mehr fassen kann.

Es ist nicht lustig, stets mitleidig, erstaunt oder herablassend taxiert zu werden. Es ist nicht mehr erbaulich, unter Menschen zu gehen, auch wenn es einem manchmal gelingt, seine Probleme mit ein paar oberflächlichen humorvollen Bemerkungen zu verniedlichen, immer gegen sich selbst gerichtet, versteht sich, weil das gut ankommt und seine sensible Angriffsfläche dadurch scheinbar gemindert wird. Es vergeht einem irgendwann das Lachen, wenn die Korpulenz allmählich zur Behinderung wird.

Ich glaube nicht mehr an die »Rund, na und«-Parolen und widerrufe meine eigene »Rund und g'sund«-Philosophie, auch wenn ich diesbezüglich in meinen üppigsten Zeiten mit all meiner Überzeugungskraft felsenfestes Selbstbewußtsein vorzutäuschen suchte.

Es wird mir schlecht, wenn sich in irgendwelchen dubiosen Talkshows extrem dicke Menschen freiwillig wie Zirkuselefanten zur Schau stellen und sich für fünfhundert Mark zum Thema »Ich scheiß auf Diät« beflegeln und demütigen lassen. Ich melde berechtigte Zweifel an, wenn die Betroffenen behaupten, daß sie sich rundherum wohl und glücklich fühlen und sich gefallen, wie sie sind. Vielleicht gibt es ja wirklich ein paar Ausnahmen. Nach vielen erfolglosen Diätversuchen und gezielten Rippenstößen aber ist das meist eine Art Selbstschutz. Wird diese allgemein positiv empfundene Einstellung sympathisch genug vorgetragen, so zeigt sich die Gesellschaft allemal zugänglicher, als wenn sie ein verhärmtes Gesicht sieht.

Ich will weiß Gott niemandem die ehrliche Lebenslust vergällen, aber aus Erfahrung weiß ich, daß sie einem abhanden kommt, sobald gesundheitliche Folgeschäden ein vormals unbeschwertes Leben beeinträchtigen.

Daß der Zeiger meiner Waage immer mehr nach oben tendierte, hat mich zwar geärgert, aber nicht in Panik versetzt, wußte ich doch, daß ich es bei »Rotlicht« immer wieder zuwege brachte, mein Gewicht mit einer Radikalkur zumindest vorübergehend zu senken. Rotlicht war für mich das Ende der Meßskala bei exakt hundertzwanzig Kilo.

Irgendwann habe ich dann eine teure Digitalwaage mit großzügigeren Höchstwerten erstanden, was mich freilich auch nicht leichter gemacht hat. Und weil mir bis ins Knochenmark davor graute, wieder mit dieser Eiweißdiät anzufangen, die weder Nudeln noch Brot erlaubte, beschloß ich, die Waage einfach nicht mehr zu betreten.

Ich habe meinen Magen immer als »Saumagen« bezeichnet, weil er sich auch nach den üppigsten und fettesten Freßorgien zumindest einigermaßen zu benehmen wußte. Er hatte viel Geduld gezeigt in den Jahrzehnten der Maßlosigkeit; irgendwann aber begann er zu rebellieren und überschüttete mich mit Säure. Mein Arzt verordnete mir eine strenge Schonkost und schwere pharmazeutische Geschütze, mit denen ich mich durchaus über einen feuchtfröhlichen Abend retten konnte. Ich brauchte schließlich immer mehr von diesen Tabletten, weil die Schonkost in den Regalen der Gemüsehändler liegengeblieben war. Es kam soweit, daß mir ein Glas Wein, Orangensaft oder Mineralwasser brennende Schmerzen bereitete.

Mein Stoffwechsel war dementsprechend schlecht und schlug sich auf das Abwehrsystem. Ich war plötzlich anfällig für Allergien und litt in kurzen Abständen unter grippalen Infektionen und verschiedenen Entzündungen. Ständig fühlte ich mich müde und abgeschlagen, sogar meine Stimme hatte an Kraft und Präsenz verloren und wurde bei der geringsten Anstrengung heiser. Mittlerweile nahm ich widerwillig, aber notwendigerweise auch Medikamente für die Verdauung und für den Kreislauf, der manchmal bösartige Kapriolen schlug. Während der letzten großen Rocktournee brauchte ich einige Kortisonspritzen, weil sich die Stimmbänder immer wieder entzündeten und anschwollen. Hinzu kamen massive Frauenprobleme. Ich hörte sechs Wochen nicht auf zu bluten, und nach zwei weiteren Wochen fing alles wieder von vorne an. Auch dagegen war die eine oder andere Pille gewachsen.

Wer nun vermutet, daß mir all das den Appetit verdorben hat, der irrt. Ich aß mehr denn je, fetter, süßer und hemmungsloser. Vielleicht um mich wegen all dieser Beschwerden zu belohnen. Da war plötzlich die Panik, meine Stimme zu verlieren, mein Kapital sozusagen, das sensible Ventil meiner Emotionen. Ein Journalist hatte davon Wind bekommen und geschrieben, daß es mit der Werger so gut wie vorbei sei. Es war anstrengend, den Leuten überzeugend klarzumachen, daß ich noch unter den Zeitgenössischen weilte. Zugleich wurde ich vom wichtigsten Radiosender totgeschwiegen. Wut, Selbstzweifel, Karriereangst! Die Marillenpalatschinken nach dem Schweinsbraten haben diese Angst ein wenig gemildert, aber nur bis zum letzten, im verstreuten Staubzucker gewälzten Bissen.

Und da das Gesetz der Serie nicht zu unterschätzen ist, kamen noch andere Beschwerden hinzu. Durch meinen übermäßigen Fleischgenuß (ich konnte eine ganze Schweinsstelze samt Knödel essen) stiegen meine Harnsäurewerte durch unverwertete Eiweißablagerungen bedrohlich an. Ich hatte bereits erste Anzeichen von Rheuma und Gicht. Anstatt weniger Fleisch zu essen, versuchte ich auch dieses Problem mit Tabletten zu lösen.

Vielleicht hat mich auch nur meine ureigene Abneigung gegen Medikamente davor bewahrt, tablettensüchtig zu werden, weil ich sehr oft vergessen habe, sie zu schlucken. (Also auch noch die Alzheimer?)

Ein wirklich gefährliches Problem aber waren meine Schlafstörungen. Durch meine extreme Verfettung an Hals und Kinn schnarchte ich nachts so intensiv und unregelmäßig, daß mein Atem oft bedrohlich lange aussetzte, was einen akuten Sauerstoffmangel zur Folge hatte. Tagsüber nickte ich bei jeder Gelegenheit im Sitzen ein, beim Friseur, im Kino, im Theater und im Wartesaal. Eine überaus peinliche Angelegenheit, weil ich auch dort jedesmal zu schnarchen begann. Lebensbedrohlich wurde es, als ich selbst bei kürzeren Autofahrten die Augen nicht mehr offenhalten konnte. Immer wieder fiel ich in einen Sekundenschlaf und wurde durch einen Adrenalinstoß wieder hochgerissen. Nicht auszudenken, was alles hätte passieren können. Eine Strecke von Wien nach Graz ohne kleine Schlafpausen zu fahren war mir beispielsweise nicht mehr möglich. Bei Minusgraden hatte ich eine warme Decke dabei, um bei abgestelltem Motor nicht zu erfrieren.

Ich versuchte immer wieder, mich zusammenzunehmen, begann mehrmals eine Diät und beendete sie nach ein, zwei Wochen wieder. Meine Mutter begann sich um mich zu ängstigen, redete auf mich ein, beschwor mich, weniger zu essen und mit einem Arzt zu reden. Das aber löste lediglich Aggressionen in mir aus, wie bei einem kleinen, ungezogenen Kind.

An dieser Stelle sei gesagt, daß es wenig bringt, wenn Außenstehende permanent auf jemanden einreden, etwas zu besiegen, wogegen er ohnehin die ganze Zeit kämpft, auch wenn sie es noch so gut meinen. Man kann damit höchstens eine Art psychische Sperre auslösen. Jeder Kämpfer braucht das Gefühl, Freunde zu haben, aber der eiserne Wille, seine Lebensgewohnheiten rigoros zu ändern, entsteht ausschließlich im eigenen Kopf!

Ich studierte zum wiederholten Mal alle Diäten, die es gab, ja, ich zog sogar einen operativen Eingriff in Betracht, weil es mir wirklich dreckig ging. Es war der Tiefpunkt, an dem ich aufhörte, mich zu lieben.

Ich brauchte Hilfe. Ich, die Starke im Scheinwerferlicht, die Selbständige, die Unangepaßte, die Goscherte, die immer allein zurechtkam und stets eine brauchbare Mülldeponie für den Seelenschrott der anderen abgab! Es war die Phase, in der ich mich zu Hause einigelte, mich schämte, unter die Leute zu gehen, keinen kreativen Gedanken mehr finden konnte und mir vor der Flimmerkiste jeden Schwachsinn hineinzog, der den Geist verkümmern ließ. Ich konnte nicht mehr lesen, weil ich schon nach der ersten Seite eingeschlafen war. Es war das Quartal der finanziellen Engpässe und wirtschaftlichen Schwierigkeiten. Es war das Trauma, in dem mich kein Mann mehr interessierte, und ich wette, daß es umgekehrt ebenso war. Es war die Zeit, da sich Freunde von mir abwandten, weil ich keine gute Ausstrahlung mehr hatte. Niemand hat eine gute Ausstrahlung, der sich selbst nicht mehr liebt.

Es war der Niedergang, der mir keinen Ausweg mehr aus dieser Situation zeigte und keine Chance, mich je wieder aus eigener Kraft aus diesem Sumpf herauszuziehen.

Nein, in diesem Stadium ist man keine fröhliche Dicke mehr. Es stellten sich permanent die zwingenden Fragen: Warum tu ich mir das an? Was ist die Ursache für meine Freßsucht? Warum schränke ich mich nicht ein, obwohl ich genau weiß, daß meine Fettleibigkeit allein diese Probleme auslöst?

Ich zweifelte schließlich an meiner Intelligenz, weil

ich auf diese Fragen keine Antworten wußte, aber auch niemand sonst konnte sie mir beantworten.

In meinem Kleiderschrank hingen Sakkos in Größe 54 bis 56, T-Shirts und Blusen, die wie Zelte aussahen, und elastische Gummizughosen. BH konnte ich keinen tragen, weil selbst in den Übergrößenboutiquen keiner zu finden war, der der Dimension meiner Brüste gerecht geworden wäre. Die Strumpfhosen zwickten um den Bauch und teilten ihn in der Mitte wie eine Semmel.

Dennoch war ich immer sehr bemüht, halbwegs ordentlich auszusehen, wenn ich doch einmal unter die Leute mußte. Die langen Blusen und Blazer sollten das Gröbste kaschieren. Die Farben waren eher unauffällig, die Haare immer gepflegt, das Gesicht immer tadellos geschminkt mit erdfarbenem Rouge, damit ich nicht leidend aussah.

»Nur nicht äußerlich auch noch verschlampen!« sagte ich zu mir selbst. »Die Leute müssen nicht mitkriegen, wie es dir geht!«

Aber wenn man ein »öffentlicher Mensch« ist, der einmal ein Konzert gibt, dann ein Interview für die Presse und ein andermal im Fernsehen präsent ist, dann kann man nichts wirklich verbergen, TV-Spots und Kameras sind gnadenlos und Pressefotografen sowieso. Ich hatte bei Fototerminen immer die Hand unterm Kinn und den Bauch eingezogen, bis mir der

Atem knapp wurde. Frauen zeigten beim Ablichten meist etwas mehr Feingefühl gegenüber Meuchelfotos, aber die Fettpolster konnten sie auch nicht unsichtbar machen. Man kann sich zwar ein bißchen schöner machen lassen, aber kein Visagist dieser Welt kann ein Doppelkinn wegschminken oder das verlorene Strahlen der Augen wieder herzaubern.

Auch mich wollte man zu peinlichen Talkshows einladen, bei denen man etwa über »das Intimleben der Dicken« diskutieren wollte. Ich hätte mir eher ins Knie geschossen, als dort zu erscheinen. Aber auch zum Thema Liebe und Beziehungen wäre mir nichts mehr eingefallen. Wie sollte mich ein Mann lieben können, wenn ich es selbst nicht mehr konnte? Und hätte er es dennoch getan, dann wäre es mir schwer gefallen, ihm zu glauben. Unmöglich, unter solchen Voraussetzungen eine Beziehung aufzubauen. Gerechterweise aber muß ich zugeben, daß auch ich selbst mich eher zu attraktiveren Männern hingezogen fühlte.

Während dieser endlos langen Leidensgeschichte aber waren Depressionen die unangenehmsten Begleiter, die ich erstmals in meinem Leben kennenlernen mußte. Sie werden von der Allgemeinheit immer noch gerne verharmlost und als eingebildete Krankheit bewertet. Und doch können sie einem die Seele zerfressen, langsam und unerbittlich. Sie ziehen einen in einen kalten Keller ohne Fenster, und man ist unerreichbar für jedermann. Man ist ihnen ausgeliefert. Nur ab und zu treibt man an die Oberfläche, hat die Chance, kurz nach Luft zu ringen, um bald darauf wieder in den Abgrund zu stürzen.

Etwa ein Jahr war ich in diesem Keller. Es war das Jahr 1995. Am Ende dieses Jahres bäumte sich ein ungeheurer Zorn in mir auf. Nicht gegen die Umstände, nicht gegen irgend jemanden auf dieser Welt, sondern einzig und allein gegen mich selbst. Da waren mit einem Mal keine zermürbenden Selbstzweifel mehr, keine Traurigkeit, kein Selbstmitleid, keine »Niemand liebt mich«-Gedanken. Nur purer, wütender Zorn.

Dieser Zorn war meine Rettung und hat sogar die Depressionen in die Flucht geschlagen. Mit ihm kam das Rotlicht. Es war nicht jenes Rotlicht, das mit dem Ende der Waagenskala zu tun hatte, und nicht jenes, das auf den warnenden Zeigefingern meiner Ärzte und Mitmenschen leuchtete. Es war in meinem Kopf – rot wie die Hölle.

Von da an beschloß ich zu leben.

Vor dem Können
kommt das Wollen

Es war für mich nicht relevant, daß mein Entschluß, mein Leben in den Griff zu bekommen, ausgerechnet mit dem Jahresbeginn zusammenfiel. Der Begriff »Neujahrsvorsatz« erschien mir für das, was ich vorhatte, zu banal. Schließlich ging es bei mir nicht darum, mein Gewicht kurzfristig in erträgliche Bahnen zu leiten, sondern meine Ernährungsgewohnheiten grundsätzlich umzustellen. Ich hatte meinen Körper jahrzehntelang mißhandelt und konnte nun nicht erwarten, eine Wiedergutmachung in ein paar Wochen erledigen zu können.

Wer es also wirklich ernst meint, sollte sich um ein geeignetes Datum nicht kümmern. Schließlich stirbt der Mensch auch nicht termingerecht.

Ich mußte und wollte eine Ernährungsform für mich finden, mit der ich leben konnte. Nicht nur für ein paar Wochen oder Monate, sondern immer. Damit leben können bedeutete für mich: nicht hungern zu müssen, keine Mangelerscheinungen davonzutragen und trotz gewisser Einschränkungen genießen zu dürfen.

Damit schieden bereits Dutzende propagierte Diäten eindeutig aus, wie etwa die Nulldiät, die lediglich für kurze Zeit durchführbar ist, den Verdauungsapparat lahmlegt und letztendlich mehr schadet als nützt. Es widerspricht dem Gesundheitsprinzip, wenn man sich dabei die notwendigen Vitamine und Spurenelemente in künstlicher Form zuführen muß.

Die Semmelkur nach Dr. Mayr mag einen erfolgreichen Entgiftungsprozeß bewirken, aber auf Dauer wird man von Semmeln und Milch nicht leben können. Wenn man sich gesund ernährt, wird es auch kaum was zu entgiften geben. Ich bräuchte lediglich einen Schornstein, der die Schadstoffe meiner Zigaretten ableitet. Grundsätzlich erachte ich alle einseitigen Diäten, mit denen man zwar schnell einige Kilo loswerden kann, aber die dem Körper wichtige Bausteine vorenthalten als nicht zielführend. Vor allem graust einem dann meist vor dem, womit man sich ausschließlich ernährt oder gequält hat ein Leben lang.

Zu vergessen sind auch die vielbeworbenen, im Magen aufquellenden Trinkkuren aus den Reformhäusern, Schlankheitspillen und -tropfen, Massagegeräte, Schlankheitsbäder und die ganze Palette, mit dem sich große Industriezweige eine goldene Nase verdienen. Man kann damit vielleicht kurzfristig ein bißchen entwässern und möglicherweise sogar ein paar Kilo loswerden, aber leben kann man damit nicht. Das einzige, was durch diese teuren Mittelchen zuverlässig abnehmen wird, ist der Kontostand auf dem Sparbuch.

Mit viel Bewegung kann man den Körper sicher in Schwung halten, doch wird man kaum sichtbare Erfolge damit erzielen, wenn man sich nachher die Schweinsstelz'n und Schlagoberstorten in den Mund tut. Was aber den eigentlichen Sport anlangt, so kann ich beim besten Willen nicht mitreden.

Die »Friß die Hälfte«-Methode hat aus einem Barockengerl höchst selten eine zartgliedrige Elfe gemacht, denn seien wir ehrlich: Verläßt uns nicht das Einschätzungsvermögen, wenn es darum geht, zu beurteilen, wieviel nun tatsächlich die Hälfte ist? Und wenn man sich vorher falsch ernährt hat, so tut man es schlußendlich mit der halben Portion der ungesunden Kost immer noch!

Kalorienzählen ist auch nicht gerade erbaulich. Ich weiß inzwischen ganze Tabellen auswendig. Sie dienen mir heute höchstens noch als ungefähre Orientierungshilfe. In einem Restaurant beispielsweise kann man nicht wirklich kontrollieren, wieviel Fett oder Zucker für Saucen oder Cremes verwendet wurde. Es wäre auch recht aufreibend für jeden Ober oder Koch, würde man sich bei jedem Gang pedant danach erkundigen. Zu Hause jedoch wäre es mir

schlicht gesagt zu blöd, ständig alle Zutaten abzu-
wägen. Eine Körperwaage genügt mir. Im übrigen
kommt man dabei leicht in Versuchung, zu sagen:
»Jetzt hau' ich mir eine ganze Tafel Schokolade rein
und verzichte dafür auf das Abendessen!« Das hat
dann mit vernünftigen Eßgewohnheiten auch nicht
mehr viel zu tun.

In meinem »Löffel-Buch«, in dem es auch ums Abnehmen ging, habe ich von der Eiweißdiät geschwärmt,
die ich von der »Atkins-Diät« abgeleitet habe. Sie wird
nach dem Prinzip der Trennkost gehandhabt, jedoch
werden dabei Kohlenhydrate weitgehendst ausge-
spart, das heißt, daß auf stärkehaltige Nahrungsmittel
wie Nudeln, Reis, Kartoffeln, Brot usw. verzichtet werden muß. Ballaststoffe werden durch Gemüse und
Salate zugeführt, Fleisch und Fisch können uneinge-
schränkt gegessen werden. Fett schlägt angeblich
ohne die Verbindung mit Kohlenhydraten nicht an,
ist also ebenfalls nach eigenem Ermessen erlaubt.
Man muß dabei zwar nicht hungern, aber bestimmte
Gelüste melden sich mit der Zeit massiv zu Wort.

Ich konnte mit dieser Reduktionskost einmal sechs-
undzwanzig Kilo in einem Jahr abspecken, aber heute
würde ich sie kaum noch guten Gewissens empfehlen,
es sei denn, man reduziert das Fett und ernährt sich
einige Tage in der Woche nur von Gemüse oder Salat.
Ich jedenfalls habe damals viel zuviel Fleisch geges-

sen, weil ich immer was ordentliches beißen wollte. Das aber hat meine Harnsäurewerte weit über die Toleranzgrenze getrieben, worauf mich die Gicht bald herzlich grüßen ließ. Anfangs habe ich zwar viel und rasch abgenommen, aber der weitere Verlauf war schleppend und durch den Verzicht auf meine Leibspeisen deprimierend.

Nach ein paar Wochen schon hatte ich eine unbändige Lust auf Süßes, und ich hätte einen Megahit über Schokolade schreiben können. Ich mußte diese akute Gier auch auf der Stelle befriedigen, sonst wäre ich wahrscheinlich kollabiert. Es ist nicht ungewöhnlich, daß der Zuckerspiegel bei kohlenhydratarmen Diäten so rapide absinkt, daß man die Sehnsucht auf Süßes als Anfall empfindet, weil ja kaum Kohlenhydrate in Zucker umgewandelt werden können. Und wahrscheinlich ist es auch nicht ganz ungefährlich, abgesehen davon, daß die körpereigene Energie auf den Nullpunkt sinkt und man sich schlapp fühlt. Der Gusto auf jene Nahrungsmittel, die verboten sind, wird mitunter als pure Selbstkasteiung empfunden. Wie oft habe ich von Spaghetti aglio olio oder von Tagliatelle mit Steinpilzen geträumt! Nachts bin ich manchmal aus dem Bett gesprungen, weil ich mir einbildete, frischgebackene, warme Semmeln gerochen zu haben.

Alles in allem habe ich auch nach jener Diät mehr

zugenommen als je zuvor. Es schien mir immer, als wollten es einem die Fettzellen teuflisch vergelten. In Wahrheit ist es aber so, daß man nach jedem Abbruch viel gieriger, schneller und üppiger ißt, als müßte man alles nachholen, was man sich während der Diät nicht gegönnt hat. Andererseits fungieren die Fettregulatoren auch als eine Art Schutzmechanismus. Kriegen sie weniger Energie, so schalten sie auf »Hungersnot« und haushalten mit den Fettreserven. Kriegen sie mehr, so bauen sie soviel wie möglich auf, um für die nächste Hungerperiode besser gerüstet zu sein. So ist es wohl auch zu erklären, daß Menschen in sehr kargen Kriegs- und Nachkriegszeiten oft mit weniger als dem Nötigsten überleben konnten.

Den Gedanken an einen operativen Eingriff habe ich nach ausführlichen und appetitsenkenden Berichten eines bekannten Internisten doch sehr schnell wieder verworfen. Ich sagte mir: »Wenn dein Wille so schwach geworden ist, daß du dir einen Teil deines Magens zunähen oder gar wegschneiden lassen mußt, dann kannst du dir auch gleich in den Kopf schießen!«

Der amerikanische Arzt Dr. Howard Hay hat die heilende Wirkung der Trennung von Eiweiß und Kohlenhydraten erforscht, empfahl seinen Patienten eine entsprechende Ernährungsumstellung und besiegte damit auch seine eigene schwere Krankheit. Bald bemerkte er den bedeutsamen Nebeneffekt einer gewichtsregulierenden Wirkung.

Mittlerweile gibt es auch einige abweichende und modernisierte Trennkostvarianten, die sich jedoch allesamt am Hayschen Grundprinzip orientieren.

Nachdem ich verschiedene Bücher über die Trennkost eingehend studiert hatte, war ich mir sicher, meine maßgeschneiderte Ernährungsweise gefunden zu haben, die ich bis heute nie als Diät empfunden habe, weil sie vielseitig ist und mir guttut und weil ich dabei nach Herzenslust genießen kann.

Auch wenn ich versuchen werde, das Prinzip dieser Trennkost so ausführlich und verständlich wie möglich zu erläutern, möchte ich Ihnen – falls Sie beabsichtigen, sie auszuprobieren – doch empfehlen, sich noch ein Buch zu diesem Thema zu kaufen, das Sie in jeder größeren Buchhandlung finden werden. Die Experten berichten über ihre fachlichen Errungenschaften sicher ausführlicher und sachlicher als ich. Dafür eigne ich mich besser für sinnliche Erfolgsberichte.

Sofort nachdem ich die Grundregeln begriffen hatte, begann ich mit der Trennkost, weil ich daran geglaubt habe. Kein Warten übers Wochenende, kein Warten auf den nächsten Monat, kein letztes, großes Schlemmermenü. Ich war absolut reif für den Umbruch und regelrecht begierig darauf, eine neue Lebensqualität zu erfahren, auch wenn viel Disziplin damit verbunden war. Es ging mir nicht nur darum, schlanker und vitaler zu werden, ich wollte mir auch wieder jene charismatische Ausstrahlung erarbeiten, die nicht von der Stimme und ein paar schönen Liedern alleine kommt. Ich wollte mir wieder gefallen, und es war mir nicht so wichtig, wie viele Jahre ich dafür brauchen würde. Wichtig war für mich die felsenfeste Überzeugung, es diesmal zu schaffen.

Es war die Zeit, als ich mich wieder zu lieben begann.

Die Grundlagen
der Hayschen Trennkost

Das Grundprinzip der Trennkost besteht darin, zu einer Mahlzeit vorwiegend eiweiß- oder vorwiegend kohlenhydrathaltige Lebensmittel zu verwenden, die man jeweils mit neutralen Nahrungsmitteln kombinieren kann.

Zu den konzentrierten Hauptnahrungsmitteln, die hauptsächlich Eiweiß enthalten und nicht mit kohlenhydrathaltigen Speisen innerhalb einer Mahlzeit gemischt werden sollen, zählen: Fleisch, Wild, Geflügel, Fisch, Eier und Käse (bis 50% Fett in Tr.).

Zu den konzentrierten kohlenhydrathaltigen Hauptnahrungsmitteln (Stärke, Zucker), die nicht mit eiweißhaltigen Speisen innerhalb einer Mahlzeit gemischt werden sollen, zählen: Getreideprodukte (Mehl, Brot usw.), Nudeln, Reis und Kartoffeln.

Zu den neutralen Lebensmitteln, die man mit Eiweiß oder mit Kohlenhydraten kombinieren kann, gehören: pflanzliche und tierische Öle und Fette, Butter, Rahm, Gemüse, Salate, Pilze, gesäuerte Milchprodukte und Käse (über 50% Fett in Tr.).

(Sie werden im Anschluß eine umfangreiche Tabelle

vorfinden, in der die eiweißhaltigen, kohlenhydrat-reichen und neutralen Nahrungsmittel aufgelistet werden.)

Eine exakte und vollständige Trennung von Eiweißen und Kohlenhydraten ist insofern nicht möglich, als viele Nahrungsmittel beide Nährstoffe enthalten. Wir orientieren uns daher an konzentrierten Speisen, die überwiegend das eine oder das andere enthalten.

Zwischen den Eiweiß- oder Kohlenhydratgerichten soll man eine Essenspause von mindestens vier Stunden einhalten, damit der Verdauungsapparat auch genügend Zeit hat, seine selbstreinigende Kraft zu entfalten.

Um nicht einfach den Wortlaut aus den gängigen Trennkost-Büchern abzuschreiben (was sich zumindest auszugsweise nicht vermeiden lassen wird, da ich die Trennkost ja nicht erfunden habe), möchte ich versuchen, Ihnen den Sinn der Trennung zwischen Eiweißen und Kohlenhydraten in gekürzter, vereinfachter und – wie ich hoffe – verständlicher Form nahezubringen:

Der Mensch unterliegt biochemischen Verdauungs-gesetzen. Bei eiweißhaltigen Gerichten werden im Magen Säuren entwickelt, um sie verdauen zu können. Bei stärkehaltigen, kohlenhydratreichen Speisen braucht er Basen. Der Magen kann jedoch nicht beides zugleich erzeugen, weil keine Flüssigkeit zur gleichen Zeit sauer und basisch sein kann.

Zur Verdauung von stärkehaltigen Speisen wird Speichel benötigt. Seine Wirkung hängt jedoch vom Ferment Pytalin ab, das nur bei ausreichend vorhandenen Basen zur Wirkung kommt. Ißt man also Kohlenhydrate und Eiweiße zusammen, so stört man die alkalischen Bedingungen, von denen das Pytalin abhängig ist. Es kann daher seine Wirkung nicht entfalten. Auf diese Weise gelangen stärkehaltige Lebensmittel unverdaut in den Magen und später in den Dünndarm, wo sie wiederum nicht ausreichend verdaut werden. Durch Wärme und Feuchtigkeit kann nun dieser Verdauungsinhalt zu gären beginnen.

Die Verdauung von eiweißhaltigen Nahrungsmitteln wird von der Wirkung des Pepsins im Magen bestimmt. Dieses aber kommt nur bei vorhandener Säure zur Wirkung. Essen wir gleichzeitig Kohlenhydrate, so stören wir wiederum den Verdauungsvorgang, weil stärkehaltige Nahrungsmittel Basen verlangen und Eiweiße Säuren, die der Körper nicht gleichzeitig produzieren kann.

Hätten wir nicht Alkalireserven in unserem Körper, die diese Säuren binden können, würden wir unsere herkömmlichen Ernährungsgewohnheiten vermutlich nicht überleben. Aus diesem Grunde sollten dem Körper möglichst viele basenbindende Nahrungsmittel, die in Gemüse, Salaten, Obst und Rohkost enthalten sind, zugeführt werden. Nur so können die Säuren neutralisiert und über Nieren und Darm abgeführt werden.

Essen wir zuviel säurebildende Nahrung, wie konzentrierte Eiweiße und Kohlenhydrate, so kann eine Übersäuerung des Körpers entstehen. Dieser kann die überschüssigen Schlackenstoffe nicht mehr bewältigen und revanchiert sich vorerst mit Abgeschlagenheit, Sodbrennen und in weiterer Folge mit Magen- und Darmgeschwüren und den hinlänglich bekannten Zivilisationskrankheiten.

Der empfohlene Mengenanteil von säurebildenden Nahrungsmitteln (Eiweiße und Kohlenhydrate) sollte daher etwa ein Viertel betragen und der von basenbildenden Stoffen (Gemüse, Salate, Obst, Rohkost) mindestens drei Viertel.

Dr. Hay empfiehlt ausdrücklich naturbelassene Produkte, wie Vollkornbrot, Vollkornnudeln oder Vollkornreis, um dem Körper die gesunden Vitalstoffe des gesamten Getreidekorns zuzuführen. Er bezeichnet etwa polierten Reis oder weißes Mehl als »leere« Kalorien, die den Darm bei seiner Arbeit behindern. Zudem sind frische Produkte konservierten Lebensmitteln und Fertiggerichten vorzuziehen und künstliche Süßstoffe zu meiden. Auch Kaffee sollte zurückhaltend genossen werden.

Fette und Öle werden zwar den neutralen Lebensmitteln zugeordnet, jedoch sollte man damit sparsam haushalten, da sie bekanntlich zu den kalorienreichsten Hauptnährstoffen gehören. Auch sollte man sie nicht zu stark bräunen oder überhitzen, da wichtige Bestandteile dabei verlorengehen. Naturbelassen und in vernünftigen Mengen sind sie jedoch wichtige Lieferanten von essentiellen Fettsäuren und fettlöslichen Vitaminen, die der Körper selbst nicht herstellen kann.

Der Genuß von Fleisch ist in größeren Mengen ungesund, weil auf diese Weise ein Eiweißüberschuß entsteht, der vom Körper nur unvollständig verbrannt werden kann. Die Rückstände sammeln sich als Harnsalze an und verwandeln sich in Harnsäure und andere Schadstoffe. Folgeschäden wie Gicht, rheumatische Beschwerden und Darmstörungen können auftreten. Wer eine sitzende Berufstätigkeit ausübt und kaum Sport betreibt, wird mit den Jahren erheblich mehr an solchen Ablagerungen zu leiden haben als ein bewegungsfreudiger Mensch, der seinen Verbrennungsapparat in Schwung hält.

Milch ist wegen des hohen Zucker- und Säuregehalts als Getränk nicht geeignet und sollte zurückhaltend genossen werden. Das wertvolle Kalzium kann man auch mit frischem Gemüse zuführen. Hingegen gelten gesäuerte Milchprodukte wie Dickmilch, Buttermilch oder Joghurt als neutrale Nahrungsmittel und können beliebig kombiniert werden. Möchte man auf seinen Kaffee nicht verzichten, so sollte man ihn lieber mit etwas Rahm blondieren als mit Milch. Empfohlene Getränke sind Kräutertee, Mineralwasser und verdünnte Frucht- oder Gemüsesäfte ohne Zuckerzusatz. Es ist für den Stoffwechsel außerordentlich wichtig, pro Tag mindestens zwei Liter alkoholfreie Flüssigkeit zu trinken.

Auf Alkohol muß nicht gänzlich verzichtet werden. Hin und wieder ein Gläschen Wein oder Bier wird den guten Vorsatz der inneren Körperpflege nicht gleich zunichte machen. Wein paßt zu Eiweiß, Bier zu Kohlenhydraten. Hochprozentiges ist bekanntlich weniger bekömmlich.

Saures Obst, wie Zitrusfrüchte, Beeren, Stein- oder Kernobst, werden den Eiweißen zugeordnet und sollten auch nur damit kombiniert werden. Bananen, Rosinen und getrocknete Früchte hingegen gehören zu den Stärketrägern. Um einem Gärungsprozeß vorzubeugen, sollte man Obst entweder als Frühstück genießen, etwa eine halbe Stunde vor dem Essen oder als Zwischenmahlzeit.

Dr. Hay empfiehlt eiweißhaltige Gerichte mittags und kohlenhydratreiche Kost am Abend, weil Eiweiß eher munter macht, während Kohlenhydrate leichter verdaut werden und einen besseren Schlaf begünstigen.

Damit die Nahrung während der Nacht nicht im Magen liegenbleibt, sollte man ab etwa 18 Uhr nichts mehr essen.

Um den Magen nicht mit großen Mengen zu belasten, möge man die Mahlzeiten lieber aufteilen und die Portionen dementsprechend verringern. Die Speisen sollten langsam genossen und gut eingespeichelt werden. Damit bereitet man eine gute Verdauung vor und ist zudem schneller satt.

Die Trennkost hat nach Meinung von Dr. Hay eine gewichtsregulierende Wirkung, so daß Fettleibige durch die Reinigung von Säureüberschüssen an Gewicht verlieren und Untergewichtige nach einiger Zeit der Ernährungsumstellung zunehmen. Die Neigung des Körpers tendiert immer nach dem Normalen, sobald die Funktionen stabilisiert sind.

Die Entsäuerung des Körpers hat auch eine optimale Auswirkung auf das Gehirn. Die geistige Leistungsfähigkeit steigert sich. Bei Übersäuerung wird das Gehirn derart belastet, daß ein klares Denken nicht mehr möglich ist. Zustände tiefer Schlafsucht entstehen vorwiegend durch chronische Vergiftungserscheinungen. Kennzeichen dafür sind auch langsames Denken, Konzentrations- und Gedächtnisschwäche.

Zusammenfassend kann man die Haysche Trennkost durch ihre natürliche und vielseitige Nahrungszusammenstellung als ein wirksames und langfristiges Heilmittel für Körper und Geist betrachten, und somit auch für die Seele, denn sie ist der Spiegel des inneren Wohlbefindens.

Trennungstabelle
Kombinieren Sie ① mit ② und ③ mit ②

EIWEISSE ① dürfen nicht mit Kohlenhydraten gemischt werden.	NEUTRALE LEBENS-MITTEL ② dürfen mit Eiweißen und Kohlenhydraten kombiniert werden.	**KOHLENHYDRATE** ③ dürfen nicht mit Eiweißen gemischt werden
Fleisch Alle Sorten, wie Rind, Wild, Schwein, Geflügel, Lamm, Kalb, Innereien	**Fette** Pflanzliche Öle und Fette, tierische Fette, fetter Speck, Butter, gesäuerte Milchprodukte, Rahm, Eigelb, Quark, alle Weißkäsesorten, Käse (ab 50% Fett in Tr.)	**Alle Getreidesorten** (möglichst Vollkornprod.) Weizen, Roggen, Mais, Gerste, Hafer, Hirse, Reis, Grünkern, Buchweizen Getreideerzeugnisse wie: Brot, Gebäck, Brösel, Nudeln und andere Teigwaren, Mehl, Grieß, Stärke
Fisch Alle gegarten Sorten, wie Scholle, Kabeljau, Lachs, Hering, Makrele, Seeteufel, Forelle, Karpfen usw.	**Rohe und geräucherte Fleisch- und Wurstwaren** Bündnerfleisch, Salami, roher Schinken, Blutwurst, Debreziner, Tatar, Rindscarpaccio	
Wurst Gekochte Wurst, wie Bratwurst, Frankfurter, Käsekrainer, Krainer, Knackwurst usw., gekochter Schinken, gekochte Räucherwaren, Leberkäse, Corned beef	**Roher und geräucherter Fisch** Forelle, Aal, Matjes, Hering, Lachs, Sardinen	**Mehlhaltige Speisen** Frittaten, Backerbsen, Pizzateig, Kuchen, Kekse, Knödel, Spätzle **Kartoffeln** Kartoffelstärke, Chips, Gnocchi, Knabbergebäck
Andere Nahrungsmittel Eier, Käse (bis 50% in Tr.), Milch, Sojaprodukte, gekochte Tomaten, trockener Weißwein, Apfelwein, saure Früchte, wie Äpfel, Mandarinen, Orangen, Zitronen, Kiwi, Ananas, Trauben, Beeren, Mangos, Zwetschgen, Pfirsiche, Kirschen, Birnen, Marillen usw.	**Gemüse und Salate** Blattsalate, Gurken, rote Rüben, Zwiebeln, Lauch, Kohl, Spargel, Bohnen, grüne Erbsen, Rettich, Tomaten*, Spinat, Kürbis, Pilze, Paprika, Knoblauch, Zucchini, Chicorée, Karotten, Sellerie, Fenchel, Radieschen, Kraut	**Andere Nahrungsmittel** Zucker, Fruchtzucker, Honig, Ahornsirup, Trockenobst, Schwarzwurzeln, Grünkohl, Feigen, Bananen, Heidelbeeren, Rosinen, Bier
	Andere Nahrungsmittel Nüsse (außer Erdnüsse), Heidelbeeren, Gewürze: Salz, Paprika, Muskat, Curry, alle frischen und getrockneten Kräuter	* Tomaten und Spinat roh und gekocht zu Eiweißmahlzeiten, zu Kohlenhydratgerichten nur roh!

Und so funktioniert's

Wer mit Pytalinen und Pepsinen, sauren oder basischen Magensäften nicht viel anfangen kann, dem möchte ich die Philosophie der Hayschen Trennkost noch einmal in einer einfacheren Sprache erklären.

Wir sind es seit jeher gewohnt, Fleisch oder Fisch mit den klassischen Beilagen wie Reis, Kartoffeln oder Nudeln zu genießen oder zu allen möglichen Fleischgerichten Brot zu essen. Zum Schweinsbraten gehört in unseren Breitengraden nun einmal der Knödel, zum Gulasch die Semmel und zum Saftschnitzerl der Reis. Wir mischen also Eiweißgerichte (Fleisch, Fisch, Eier usw.) mit Kohlenhydraten (stärkehaltigen Beilagen).

Das aber tut unserem Körper nicht gut. Er kann diese beiden Elemente zusammen nur unvollständig verdauen, weil er dafür verschiedene Körpersäfte produzieren müßte, die er zugleich nicht herstellen kann.

Die überschüssige, halbverdaute Nahrung bleibt nun im Darm liegen, beginnt zu gären und verwandelt sich in schädliche Stoffe, die meist in Form von Harnsalzen in unseren Gelenken abgelagert werden. Es entsteht eine Übersäuerung des Körpers, die wir durch Völlegefühl, Blähungen, Sodbrennen und Unwohlsein zu spüren bekommen und die später zu schweren Stoffwechselerkrankungen führen kann.

Begünstigt wird diese Übersäuerung auch durch übermäßigen Fleischkonsum und den vermehrten Genuß stark zucker- und fetthaltiger Speisen, die zugleich auch unser Körpergewicht auffetten. Wir haben durch Wohlstand und Streß verlernt, uns bewußt zu ernähren, und essen zu viel, zu unausgewogen, zu hastig und zu unregelmäßig.

Die meisten Berufstätigen verzichten aus Zeitmangel auf ein ruhiges, reichliches Frühstück und trinken auf nüchternen Magen höchstens eine Tasse starken Kaffee. Tagsüber essen sie, wenn der Magen sich zu Wort meldet, schnell mal eine Wurstsemmel, einen Gabelbissen oder ein Paar Würstl und nebenbei vielleicht ein Stück Kuchen oder Schokolade, weil die Mittagspause für eine ordentliche Mahlzeit meist nicht ausreicht. Das ganze wird mit Cola und anderen Limonaden hinuntergespült, die aus Zuckersirup und chemischen Geschmacksverstärkern hergestellt werden. Wenn sie abends nach Hause kommen, freuen sie sich auf ein ordentliches Essen, weil sie nun entspannt sind und es auch genießen können. Dennoch schlingen sie den reichlichen Tellerinhalt oft viel zu hastig hinunter, weil sie hungrig sind und meinen, den ganzen Tag »nichts gegessen« zu haben.

Die Werbung im Fernsehen versteht es immer wieder, unsere Gaumengelüste zu animieren, die man mit Knabbergebäck oder Süßigkeiten zu stillen versucht, manchmal fast schon mechanisch und unbewußt. Ein starker Raucher zählt die Zigaretten auch nicht, die er gedankenlos »so nebenbei« raucht und im Grunde gar nicht mehr genießt. Vor dem Schlafengehen gibt es meist noch den gezielten Griff in den Kühlschrank. Man hat zwar keinen Hunger, aber »möchten« kann man immer. (Ich bin in Sachen Sünden bestens geschult.)

Auf diese Weise kommt der Magen nicht zur Ruhe und muß nun seine Arbeit während der Nacht verrichten, womit er bei einer unbedachten Nahrungszusammenstellung große Mühe hat und Säureüberschüsse kaum bewältigen kann. Demzufolge schläft man unruhig, hat am Morgen keinen rechten Appetit und fühlt sich müde und abgeschlagen. Mit einem starken Kaffee zur Aufmunterung beginnt sich die Katze wieder in den Schwanz zu beißen.

Besser wäre es, seinen Wecker eine halbe Stunde eher klingeln zu lassen, um mit Ruhe und Genuß zu frühstücken. Man wird über den Tag viel ausgeglichener sein und auch nicht so schnell Hunger bekommen. Es darf um diese Zeit auch ruhig ein bißchen mehr sein, doch sollten die Regeln der Trennkost unbedingt eingehalten werden. Wer es nicht gewohnt ist, morgens zu frühstücken, möge sich dazu überwinden, wenigstens etwas Obst zu essen oder ein Butterbrot, um die Energieverarbeitung in seinem Körper anzuregen. Wer auf nüchternen Magen raucht oder starken Kaffee trinkt, sollte diese Angewohnheit seiner Gesundheit zuliebe ehebaldigst abstellen.

Anregungen
für das Frühstück

Die Trennkost erlaubt vieles. Wer zum Frühstück gerne Brot oder andere Getreideprodukte (Kohlenhydrate) ißt, muß während dieser Mahlzeit auf Eier, Fleisch oder Fisch (Eiweiß) verzichten, denn diese Nahrungsmittel dürfen laut Trennungsplan nur ohne Brot und Gebäck verzehrt werden.

Vollkornbrot, Kornspitze oder dunkleres Mischbrot sind wegen der gesunden Nährstoffe empfehlenswert. Vor süßen Backwaren wie Croissants, Zimtschnecken, Krapfen usw. hüte man sich wegen des hohen Zuckergehaltes, ebenso vor Marmelade, die üblicherweise zur Hälfte aus Zucker besteht. Der obligatorische Orangensaft sollte nur frisch gepreßt und ausschließlich zu Eiweißgerichten getrunken werden. Ungesäuerte Milch (Eiweiß) ist als Getränk eher zu meiden.

Als Brotbelag kann man Butter, Margarine, etwas Honig, Doppelrahmfrischkäse, Käse (über 50% Fett in Tr.), rohe Wurst (Salami), Rohschinken, Bündner Fleisch, Topfenaufstriche, Radieschen, Kräuter, Tomaten, Paprika oder anderes Gemüse wählen. Absolut zu vermeiden sind: Leberpasteten, Aufstriche mit Ei, Fleisch oder Fisch sowie gekochte Wurst oder Schinkenwaren.

Wer es lieber etwas deftiger mag, kann statt dessen auch einmal Ham and eggs zubereiten, gekochte Eier im Glas oder gebratene Eier mit etwas Speck, Käse, Kräutern, Champignons oder anderen Gemüsesorten. (Alles ohne Gebäck!) Im Hinblick auf den hohen Fett- und Colesteringehalt sollten wir jedoch sparsam mit dem Genuß von Eiern umgehen.

An dieser Stelle möchte ich den vielleicht verwirrenden Umgang mit Käse sowie rohen Wurst-, Fisch- oder Fleischwaren in Verbindung mit Kohlenhydrat- und Eiweißgerichten genauer erklären. Käse bis 50% Fett in Tr. (Fettgehalt in Trockenmasse) wird dem Eiweiß zugeordnet und darf daher auch nur mit Eiweißen zusammen gegessen werden. Hat er jedoch über 50% Fett, so gehört er zu den Fetten, also zu den neutralen Lebensmitteln, die mit beiden Elementen kombiniert werden dürfen. Ich möchte Ihnen daher nahelegen, die Angaben auf den Käsepackungen bezüglich ihres Fettgehaltes zu überprüfen.

Auch für Tomaten und Spinat gibt es eine Regel. Sie dürfen in jeder Form zu Eiweißmahlzeiten genossen werden, zu Kohlenhydraten jedoch nur roh. Beispiel: Tomatensauce oder -suppe zu Fleisch oder Fisch, aber nicht zu Spaghetti. Gekochter Spinat mit Rindfleisch ist erlaubt, aber nicht mit Kartoffeln. (Auch für mich war dies etwas befremdend.)

Fleisch und Fisch gehören zu den Haupteiweißträgern. Doch dieses konzentrierte Eiweiß wird erst durch den Garvorgang wirksam. Wird also Fleisch oder Fisch gekocht, gebraten oder sonstwie stark erhitzt, so dürfen sie nach dem Trennkostprinzip nicht mehr mit Kohlenhydraten gemischt werden. Im Rohzustand jedoch ordnet man sie den neutralen Nahrungsmitteln zu. Daher dürfen etwa Austern, roher, geräucherter Lachs, Bündner Fleisch, Salami, Rohschinken oder Rindscarpaccio durchaus mit Brot, Kartoffeln oder sonstigen Kohlenhydraten gemischt werden. (Ich selbst habe das erst nach einem Jahr nachgelesen und bin in Jubel ausgebrochen, weil dies meine Trennkostspeisekarte enorm bereicherte.)

Eine Morgenmahlzeit, die lediglich aus frischem, saurem Obst besteht, kommt dem Verdauungsapparat sehr zugute, da dadurch viele positiv wirkende Enzyme aktiv werden, welche die gesunden Vitamine optimal verwerten und gleichzeitig die Verbrennung schädlicher Rückstände und Fettreserven anregen. Man sollte in diesem Fall jedoch auf Kaffee oder schwarzen Tee verzichten. Manche glauben, daß damit der Körper übersäuert werden könnte, doch das ist ohne die gleichzeitige Zufuhr von stärkehaltigen Speisen gar nicht möglich. Man kann die sauren

Früchte (Eiweiß) auch mit Milch oder mit Joghurt und anderen gesäuerten Milchprodukten kombinieren, jedoch ohne die Zugabe von Honig. Verwenden Sie statt dessen reifere Früchte, die schon genügend Süße haben. Das mag nicht jedermanns Sache sein, und zugegeben: meine war es auch nicht. Doch hin und wieder, vor allem nach kulinarisch üppigeren Vortagen, habe ich es doch versucht. Ich muß gestehen, es hat mir dank einer regen Verdauung recht gut getan, und der »Morgenmuffel« hat auch eins auf die Nase gekriegt. Bevor Sie fertige Müsliprodukte kaufen, sollten Sie auch hier die Packungsangaben genau lesen und – wie bei allen anderen Fertigprodukten auch – ihre Inhaltsstoffe überprüfen. Meist sind sie mit Zucker oder Schokolade angereichert. Keinesfalls sollte ein Müsli (stärkehaltig) mit Milch (Eiweiß) angerührt werden, sondern nur mit gesäuerten Milchprodukten und nach Belieben mit etwas Honig. Als Zugaben eignen sich Bananen, Heidelbeeren, Feigen oder getrocknete Früchte.

Trinken Sie Ihren Kaffee, falls Sie ihn nicht schwarz trinken möchten, nur dann mit Milch, wenn sie eine Eiweißmahlzeit essen, ansonsten mit etwas Rahm. Empfehlenswerter sind freilich alle Sorten von Kräutertee oder gesäuerten Milchprodukten. Ich kann jedoch die Kaffeeliebhaber gut verstehen, die dieses Elixier als Antriebsöl für ihren inneren Motor empfinden. Es gab kaum ein Frühstück, zu dem ich ihn nicht genossen hätte. Wenn man sich auf täglich ein, zwei Tassen beschränkt, wird er auch niemanden umbringen.

In diesem Sinne: »Guten« Morgen!

Der kleine Happen zwischendurch

Zwischenmahlzeiten werden als gutes Beispiel unserer falschen Ernährungsgewohnheiten »nicht für voll« genommen und eher gedankenlos in den Mund geschoben. Würde man einmal all die vielen »Kleinigkeiten« auf einem Zettel notieren, die man im Laufe eines ganzen Tages zu sich nimmt, so wäre man darüber höchst erstaunt und nach dem Zusammenzählen der Kalorien wohl auch etwas schockiert. Oft erweisen sich die üblichen Zwischenhappen für den Körper als schwer verwertbarer Ballast (nicht zu verwechseln mit den wichtigen Ballaststoffen!), ob es sich nun um ein Fleischlaberl von »McDonalds«, einen Gabelbissen, fette Wurst oder um süße Naschereien handelt. Die meisten Kleingerichte, die man handlich verpackt in den Lebensmittelregalen findet, strotzen nur so von chemischen Zusätzen.

Wenn wir schon aus verständlichen Gründen empfindlich gegen die Einführung genmanipulierter Nahrungsmittel reagieren, sollten wir uns dessen bewußt werden, daß wir unserem Körper auch mit einem unvernünftigen Ernährungsverhalten nichts Gutes tun. Als ideale Zwischenmahlzeit hat sich Obst bestens bewährt. Hierbei muß man sich, ob es sich nun um saure oder um stärkehaltige Früchte handelt, nicht unbedingt um die Einhaltung der vierstündigen Essenspausen zwischen Eiweiß- und Kohlenhydratgerichten kümmern. Ohne die Verbindung von konzentrierten Nahrungsmitteln wird Obst sehr schnell und effizient verdaut, wobei alle gesunden Vitamine vom Körper aufgenommen werden. Es macht zudem auch keine Mühe, etwas Obst zur Arbeit mitzunehmen. Unmittelbar nach einer Hauptmahlzeit sollte man den Genuß von Früchten (außer als Kompott) jedoch vermeiden, weil sie dann einen Gärungsprozeß im Darm bewirken können.

Sehr gut eignen sich auch Rohkostgerichte für den kleinen Hunger zwischendurch. Ein frischer, kleiner Salat ist rasch zubereitet, und man muß in den Gastronomiebetrieben nicht allzu lange darauf warten. Wer keine Lust hat, vor seinen Arbeitskollegen Karotten zu knabbern, der möge sich einen naturbelassenen Joghurt von zu Hause mitnehmen und dazu einen Apfel essen. Auch ein Butterbrot oder ein Kornspitz mit Doppelrahmfrischkäse oder einer Scheibe Rohschinken vermag das leise Knurren des Magens zu besänftigen.

Wenn man jedoch Getreideprodukte zwischendurch ißt, sollte man darauf achten, daß man innerhalb der nächsten vier Stunden keine konzentrierte Eiweiß-mahlzeit zu sich nimmt.

Kalorienreduzierte Joghurtprodukte, ein zuckerar-mer Müsliriegel oder getrocknete Früchte mit Nüssen werden – wenn man Lust auf Süßes hat – die gierigen Fettzellen weit weniger erfreuen als fette Mehlspeisen oder Schokolade. Auch reife Trauben, Äpfel, Erdbee-ren und andere heimische oder exotische Früchte können den Gusto auf Süßes auf bekömmliche Weise bedienen.

Wer jedoch ausgiebig und mit Muße gefrühstückt hat, wird höchstwahrscheinlich gar kein großes Verlangen nach Zwischenmahlzeiten haben.

Anregungen
für das Mittagessen

Nach der Hayschen Trennkost empfiehlt es sich grundsätzlich, mittags vorwiegend eiweißhaltige Nahrung zu essen und abends die leichter verdaulichen Kohlenhydratmahlzeiten.

Man kann jedoch durchaus auch einmal den ganzen Tag Eiweiß oder, wenn einem danach ist, mittags und abends Kohlenhydratgerichte verspeisen, doch sollte man darauf Bedacht nehmen, dem Körper auch genügend Basenstoffe in Form von Obst, Salat oder Gemüse zuzuführen, damit er die konzentrierten Nahrungsmittel optimal verarbeiten kann.

Wer die Haysche Trennkost gewissenhaft anwenden möchte, kann die Nahrung individuell und nach eigener Geschmacksneigung zusammenstellen, wenn er dabei stets die Trennungsregeln beachtet. Daher wird man in meinem Buch auch keinen festgelegten Speiseplan vorfinden, sondern lediglich Anregungen und Rezeptvorschläge, die nach Ihren eigenen Gelüsten gehandhabt werden können.

Will man mit dieser Ernährung einen spürbaren Gesundheitseffekt erzielen und damit auch erfolgreich abnehmen, sollte man sich bemühen, seine Portionen nicht zu üppig zu gestalten und fette Nahrungsmittel nur sehr sparsam zu verwenden. Auch mit der gesündesten Kost wird man kaum sichtbare Erfolge erzielen, wenn maßlos gevöllert wird.

In Restaurants und Kantinen wird man kaum Probleme mit der Trennkost haben. Fast überall gibt es gegrilltes oder gebratenes Fleisch oder Fisch. Bestellen Sie statt der klassischen Beilagen eine große Portion Gemüse oder eine Salatschüssel. Panierte Gerichte widersprechen der Trennkost. Es empfiehlt sich auch, dem Ober zu sagen, daß der bestellte Fisch oder das Naturschnitzerl nicht in Mehl gewendet werden soll und daß Sie den Fleischsaft natur oder mit etwas Rahm, jedoch ohne stärkehaltige Bindemittel möchten.

Roher geräucherter Lachs oder Rohschinken sind mit Spargel und auch Kartoffeln oder Brot kombinierbar. Werden diese Gerichte als Vorspeisen gegessen, so soll man (wegen der Zuspeisen) mit Kohlenhydraten weitermachen.

Klare Gemüsesuppen (neutral) oder klare Fleischsuppen mit Gemüse- und Fleischeinlage (Eiweiß) eignen sich ebenso als Vorspeisen. Ideal sind Gemüse-, Salat- und Rohkostbuffets, an denen man seinen Gusto nach den gesunden Regeln der Trennkost bedienen kann.

Ein Vogerlsalat mit warmen Erdäpfeln, dazu ein Kornspitz mit Butter ist ein herrliches Kohlenhydratgericht, mit Speck und Eiern zählt man es zu den Eiweißen. Falls es gutes, gekochtes Rindfleisch gibt, kann man dieses mit gekochtem Spinat und Apfelkren (ohne Rösti) genießen oder statt dessen nur eine Portion Röstkartoffeln mit grünem Salat. Wild oder Ente schmecken durchaus auch ohne Kartoffelbeilagen, dafür aber mit Rotkraut. Ebenso wird man ein mageres Schweinskarree nur mit Sauerkraut, das nicht mit Mehl eingebrannt wurde, genießen können. Der Knödel wird Ihnen bald nicht mehr fehlen.

Wer die südländische Küche mag und gerne zum Essen ausgeht, ist mit einem guten italienischen Restaurant bestens bedient. Vorweg könnte man dort beispielsweise geräucherten Lachs oder marinierte Gemüsevorspeisen, eine Minestrone oder Rindscarpaccio essen. Danach vergesse man sich bei trennkostgerechten Kohlenhydratgerichten wie Nudeln mit Knoblauch, frischen Pepperoni und Olivenöl, Spaghetti al pesto (mit Kräutern), Gnocchi in Gorgonzolarahmsauce oder Bandnudeln mit Steinpilzen. Auch in Sachen Fisch und Meeresfrüchten sind die Südländer kaum zu überbieten, falls man Lust auf eine Eiweißmahlzeit hat. Zudem bekommt man dort meist große, knackige Salate, die noch nicht in irgendeiner abgestandenen Küchenmarinade totgeschwenkt wurden. Die typischen, jedoch meist sehr fetten italienischen Süßspeisen wie Tiramisu oder Zuppa Romana sollten nach solch köstlichen Kulinarien niemandem ernsthaft abgehen. Lieber beglücke man sich mit ein, zwei Gläsern trockenem Wein oder, wenn's einen überkommt, auch einmal mit einem Grappa.

Auf jeden Fall sollte man sich für das Mittag- wie für das Abendessen Zeit nehmen und die Gerichte nicht hastig verschlingen, sondern genießen. Wer die Nahrung gut einspeichelt, hat sie auch schon halb verdaut. Auf diese Weise wird sich das Sättigkeitsgefühl viel eher einstellen, und man wird dadurch auch wieder lernen, die Nahrung intensiver zu schmecken.

Falls die Mittagspausen eher knapp bemessen sind, kann man auch telefonisch in seinem Stammrestaurant oder in der Kantine vorbestellen, so daß das Essen schon fertig ist, wenn man sich an den Tisch setzt. Wer das Büro nicht verlassen möchte, kann auf Zubringerdienste zurückgreifen oder von zu Hause etwas Vorgekochtes mitbringen.

Völlig falsch wäre es, das Mittagessen zu übergehen und sich statt dessen abends mit Heißhunger den Magen vollzuschlagen.

Für den gesamten Organismus ist es auch äußerst wichtig, genügend Flüssigkeit zu trinken. Die Menge soll über den Tag verteilt mindestens zwei Liter betragen, damit die Verdauung ausreichend unterstützt wird und Galle und Nieren gut entgiften können. Hausfrauen oder -männer müssen für sich und ihre Familie nicht zwei verschiedene Menüs kochen, falls diese die traditionelle Kost bevorzugt.

Wird beispielsweise mittags ein Braten mit Kartoffeln und Salat gewünscht, so essen Sie nur das Fleisch mit Salat und vielleicht eine zusätzliche Portion Gemüse und heben die Erdäpfel für den Abend auf. Damit könnten Sie dann zum Beispiel ein Kartoffel-Lauch-Gratin machen oder einen Erdäpfelsalat, den Sie für die Familie mit Würstchen, Leberkäse oder einem anderen Eiweißgericht ergänzen. Bestand die Mittagsbeilage aus Reis, so könnten Sie am Abend Champignons, Erbsen oder andere Gemüsesorten zufügen und servieren Gemüsereis mit Salat, da nicht anzunehmen ist, daß die Familie zu jeder Mahlzeit Fleisch ißt.

Der übermäßige Fleischgenuß kommt dem Körper deshalb nicht zugute, weil ihm zugleich oft nicht genügend Basenstoffe zugeführt werden und daher ein nicht zu bewältigender Eiweißüberschuß entsteht, der die bereits erwähnten Beschwerden auslöst. Außerdem werden die Tiere vor allem in der Massenproduktion oft mit Hormonbeigaben und anderen Wachstumspräparaten ernährt, damit sie schneller wachsen und somit ein möglichst rascher Gewinn erzielt werden kann. Wer die beschämenden Zustände in manchen Massentierhaltungsbetrieben je gesehen oder Dokumentationen über grausame Tiertransporte verfolgt hat, wird sich in der Regel nicht nur aus Mitleid, sondern auch aus gesundheitsbewußten Motivationen bemühen, die Herkunft der Tierprodukte genauer zu hinterfragen.

Es wäre sehr sinnvoll, etwas mehr für gute Qualität zu bezahlen und dafür etwas weniger von diesen Produkten zu essen. Damit wäre nicht nur den Tieren und den Biobauern geholfen, sondern auch Ihrem Wohlbefinden.

Man sollte, was leicht verderbliche Nahrungsmittel betrifft, lieber öfter einkaufen und nur so viel, wie man in kurzer Zeit auch wirklich verbrauchen kann. Überlagertes Obst oder Gemüse ist nahezu wertlos, weil die wichtigen Nährstoffe und Vitamine viel schneller verderben, als man es den Waren ansieht. Ich persönlich kaufe seit längerem vorwiegend Saisongemüse, welches hierzulande gedeiht und daher auch keine lange Liefer- und Lagerzeit hat. Ich muß zum Beispiel im Winter nicht unbedingt Tomaten aus südlichen Ländern haben, die nach nichts schmekken, weil sie wegen der großen Distanz zum Endverbraucher grün gepflückt werden mußten, möglicherweise sogar bestrahlt wurden und erst in den Regalen nachgereift sind.

Da freue ich mich lieber ein ganzes Jahr auf die meist

etwas unförmigen, aber köstlichen, sonnengereiften Paradeiser aus Mutters Garten. Das gleiche gilt für Erdbeeren und andere Früchte außerhalb der Saison. Sie riechen nach nichts, sie schmecken nach nichts. Neue Erdäpfel mit Butter oder Kräutertopfen und grünem Salat – ein wunderbares Essen! Aber nicht, wenn es sich um wäßrige, geschmacklose Frühkartoffeln aus Zypern oder Ägypten handelt.

Ich kann warten, denn die Vorfreude auf unsere hauseigenen Köstlichkeiten hat sich noch allemal gelohnt!

Anregungen für ein leichtes Abendessen

Wie der Titel dieses Kapitels schon besagt, sollte das Abendessen leicht sein und den Magen in keiner Weise belasten. Auch die Portionen sollten eher der Dimension eines kleinen Imbisses angepaßt sein. Das alte Sprichwort, das uns rät, morgens wie ein Kaiser, mittags wie ein König und abends wie ein Bettelmann zu essen, hat schon seinen Sinn.

Da allgemein nicht anzunehmen ist, daß sich der Mensch abends noch viel bewegt, sollte er auch seinem Magen nicht mehr abverlangen, als er selbst zu tun bereit ist. Was nachts an üppiger und unsensibel zusammengestellter Nahrung im Körper liegenbleibt, wird von den Fettzellen gierig eingesammelt oder als Giftstoffe abgelagert werden. Wer jedoch vier bis fünf Stunden vor dem Schlafengehen nichts mehr ißt, wird – sofern er nicht an krankhaften Schlafstörungen leidet – frei von Völlegefühl, Blähungen oder Sodbrennen einen entspannten, erholsamen Schlaf finden. Wie wir bereits erfahren haben, empfehlen sich abends eher fettarme Kohlenhydratgerichte, weil sie leichter verdaut werden als Eiweiß und eine beruhigende Wirkung auf den Organismus ausüben. Geht man jedoch abends aus oder wird zum Essen eingeladen, so wird man sich mit Eiweißmahlzeiten wahrscheinlich leichter tun. Ich persönlich halte Dr. Hays penible Empfehlung für eher bedeutungslos. Viel wesentlicher erscheint mir, daß das Essen abwechslungsreich, gesund und nicht zu üppig ist.

Wer abends nicht mehr kochen möchte, kann für den kleinen Hunger ein, zwei Schwarzbrotscheiben mit Butter und Radieschen oder anderem erlaubten Brotbelag essen. Dazu schmeckt ein Glas Buttermilch oder Joghurt. Weitere Vorschläge: Rindfleischsalat (ohne Brot!), Räucherlachs oder Räucherforelle mit etwas Oberskren und Toast, roher Schinken mit Schwarzbrot, rohe Rindsfiletscheiben (Carpaccio) mit gehobeltem Parmesan und Blattsalat, Joghurt mit Früchten oder ein knackiger Salat mit Ei und Schinkenstreifen oder etwas Thunfisch oder aber nur mit Brot. Wer noch Fleisch vom Mittagessen übrig hat, kann auch Putenfilet- oder Hühnerbruststreifen in den Salat geben, der dann ohne Gebäck verzehrt werden soll.

Möchten Sie lieber etwas Warmes, könnten Sie eine dieser herrlichen Gemüsecremesuppen mit etwas Crème fraîche zubereiten, die im Nu fertig sind (Lauch-, Karfiol-, Spargelcremesuppe usw.). Auch eine Hühner- oder Rindsuppe mit Fleischeinlage oder eine Erdäpfelsuppe mit getrockneten Steinpilzen mag den Gaumen erfreuen.

Statt einer Suppe könnte man verschiedene Gemüsesorten wie grüne Bohnen, Karfiol oder Zucchini mit etwas Butter und Bröseln abschmalzen (Kohlenhydrate), mit Käse gratinieren (Eiweiß) oder einfach nur in wenig Salzwasser dünsten (neutral). Ein Teller Gemüsereis wird Ihren Magen ebensowenig belasten wie frischer Spargel mit Kartoffeln und etwas Rohschinken oder eine Portion Krautfleckerl, jedoch nicht – wie in der Steiermark üblich – mit karamelisiertem Zucker. Ein steirischer Sterz (Polenta) mit einem leichten »Häferlkaffee« oder einem Glas Buttermilch wird dem Magen nur dann bekömmlich sein, wenn man ihn ohne Grammelschmalz verspeist und den Löffel nicht zu voll nimmt.

Fette Fleisch- oder Wurstgerichte sind abends zu meiden. Wer jedoch auf eine hochkonzentrierte Eiweißmahlzeit nicht verzichten will, esse eine zierliche Portion mageres, in wenig Fett gebratenes Puten-, Rind- oder Kalbfleisch, gegrilltes Hähnchen oder Fisch. Als Beilage eignen sich Gemüse oder Blattsalate. Menschen, die eine schwere körperliche Tätigkeit ausüben, werden weniger Bedenken haben müssen, die Portionen etwas großzügiger zu bemessen.

Schweinefleisch sollte nur in Maßen – abends überhaupt nicht mehr – genossen werden. Wenn Sie Ihre

Ernährung nach diesem Prinzip erfolgreich umgestellt haben, werden Sie nach einiger Zeit feststellen, daß Ihnen der Genuß von tierischem Fett – vor allem Schweinefett – nicht mehr guttut. Der Körper hat sich auf die neue Essensform eingestellt, weitgehend entgiftet und wehrt sich nun mehr denn je gegen schwer belastende Stoffe. Sie werden sich wahrscheinlich unwohl fühlen, oder es wird Ihnen sogar schlecht, auch wenn Sie nur halb soviel gegessen haben wie in Ihren prallen Schlemmerzeiten. Dafür aber werden allmählich auch die Gelüste nach fettem Fleisch verschwinden, genauso wie die Gier nach süßen Speisen. Jedenfalls ist es mir so ergangen.

Knabbergebäck oder sonstige eßbare Unartigkeiten, die vorwiegend aus Langeweile oder vor dem Fernseher unüberlegt in den Mund geschoben werden, sollten aus dem Haushalt verbannt werden. Wenn es schon sein muß, knabbern Sie lieber eine Karotte statt Soletti & Co. Auch Ihre Familienmitglieder sollten bemüht sein, etwas Rücksicht auf Ihre anfangs vielleicht etwas wackelige Sündenbereitschaft zu nehmen, und Ihnen optisch nichts vorkauen. Sie werden – wenn Sie Ihre Mahlzeiten über den Tag vernünftig aufgeteilt haben – keinen Hunger haben, und das »Möchten« wird sich schon nach den ersten Erfolgen aus dem Bewußtsein trollen.

Mit der Zeit wird es Ihnen nichts mehr ausmachen,

wenn vor Ihnen jemand etwas ißt, was Sie gerade vermeiden sollten. Der Heißhunger auf bestimmte Speisen, die bei vielen Diäten strikt verboten sind, wird sich bei dieser Ernährungsweise nicht einstellen, weil diese Kost so vielseitig ist, daß Sie nahezu alle kulinarischen Träume in einem absehbaren Zeitraum befriedigen können. Auch Hunger ist bei dieser Essensphilosophie nicht vorgesehen, es sei denn, Sie übergehen eine Mahlzeit, um Kalorien einzusparen, womit Sie der »haltlosen Sünde« gefährlich nahe kommen könnten.

Es gibt nur wenige Gerichte, die sich mit dem Trennungsplan nicht vereinbaren lassen, wie zum Beispiel Knödel, weil kaum eine Sorte ohne Mehl und ganzen Eiern zubereitet wird. Ein Erdäpfelgulasch müßte man ohne die darin übliche gekochte Wurst essen, ein Rindsgulasch ohne Semmeln oder klassische Beilagen. Auch süße Desserts sind nur begrenzt möglich, aber damit kann man besser leben als mit Übergewicht und Gesundheitsproblemen.

Wer allerdings gut kochen kann und die Regeln der Trennkost sorgfältig studiert hat, wird auf manchen Trick draufkommen, gewisse Gerichte doch noch möglich zu machen. Man muß beispielsweise einen Kartoffelteig nicht unbedingt mit ganzen Eiern zubereiten. Verwendet man dazu nur das Eigelb (neutral), so wird dies dem Geschmack keinen Abbruch tun, und man kann damit zum Beispiel Speckknödel machen oder Schupfnudeln, welche in Butter und Semmelbröseln gewendet eine ausgezeichnete Kohlenhydratmahlzeit abgeben.

Mit etwas Fantasie wird Ihre persönliche Speisekarte nahezu unerschöpflich sein. Je öfter Sie in der Trennungstabelle nachsehen, desto eher werden Sie sich diese auch im Geiste einprägen.

Wenn Sie nicht nur guten Willens sind, sondern auch ein gesundes Maß an Disziplin aufbringen, wird Ihnen diese Ernährungsumstellung kaum Schwierigkeiten bereiten. Sie werden an Gewicht verlieren und dennoch genießen können, Sie werden sich gesünder und wohler fühlen und eine neue, wunderbare Lebensqualität erfahren.

Was sonst noch gut zu wissen ist

Wer diese Ernährungsumstellung nicht nur aus gesundheitlichen Gründen durchführen will, sondern dabei auch abnehmen möchte, möge zumindest anfangs sein Gewicht täglich mit einer »ehrlichen« (genormten) Waage prüfen. Da die Kilos in den ersten Wochen erstaunlich schnell purzeln, gibt das den Abnehmenden, die sich an die neue Ernährungsform erst gewöhnen müssen, einen enormen Antrieb. Man wiegt sich möglichst immer zur gleichen Zeit, am besten morgens vor dem Frühstück. Ich habe meine Werte immer genau notiert, um meinen Erfolgsverlauf in korrekten Zahlen zu beobachten und die Kontrolle darüber zu behalten, was sich mehr und was sich weniger zu Buche geschlagen hat. Die Waage auch in den Urlaub mitzunehmen wäre wohl etwas übertrieben, doch wer so penibel sein will, möge es tun.

Man muß sich jedoch keine Schuldgefühle einreden, wenn der Zeiger einmal überraschend etwas mehr anzeigt, weil der Wasserhaushalt im Körper gewissen Schwankungen unterliegt. Bei Frauen etwa wird einige Tage vor und während der Menstruation vermehrt

Wasser gespeichert, welches nachher wieder ausgeschieden wird. Auch die Einnahme von Hormonpräparaten oder bestimmten Medikamenten kann einen nicht unerheblichen Anstieg von Wasseransammlungen bewirken. Hüten Sie sich jedoch bitte davor, aus diesem Grunde weniger zu trinken!

Hat man einmal kulinarisch oder durch einen langen, allzu feuchtfröhlichen Abend »auf den Putz gehauen«, so wird Ihnen dies tags darauf auf der Gewichtsskala nicht verborgen bleiben. Das sind die empfindlichsten Gefahrenmomente für den Abbruch jeder Reduktionskost, vor allem, wenn man sich noch nicht daran gewöhnt hat. Man fühlt sich nicht besonders wohl nach einer ausgelassenen Nacht, hat einen ausgeprägten Gusto auf dies und jenes, läßt sich gern ein bißchen gehen und neigt – quasi als Beruhigung für die Seele – dazu, ein wenig zu naschen. Man nimmt sich ganz fest vor, ab »morgen« wieder Disziplin zu üben (»Morgendiät«) oder ab Anfang nächster Woche oder – wie ich es in früheren Jahren immer wieder gehandhabt habe – vielleicht irgendwann einmal.

Solche Rückschläge graben sehr tiefe Kerben in das Selbstbewußtsein. Man sieht sich als Versager und verliert den Horizont der Eigentoleranz. Beinahe rebellisch versuchen viele, die innere Leere mit Unmengen an Nahrung zu stopfen, und nehmen dann selbstverständlich sehr schnell wieder zu, meist mehr, als sie jemals auf die Waage brachten.

In diesen sich ständig wiederholenden Wechselbädern von übertriebener Selbstkasteiung und totaler Völlerei verliert man bald das Gespür für das Mittelmaß und ignoriert beginnende Warnsignale des Körpers. Die exzessive »Alles-oder-nichts-Methode« ist auf Dauer nicht nur sinnlos und streßbehaftet, sondern auch äußerst ungesund, weil alles Radikale dem Körper schadet. Vielmehr muß ein Weg gefunden werden, der eine vielseitige und ausgewogene Essensweise ermöglicht und auch dem Lustprinzip gerecht wird, denn wir essen viel seltener aus Hunger als aus Geschmacksmotivationen.

So wichtig Disziplin bei einer erfolgreichen Ernährungsumstellung auch sein mag, sie sollte niemals in asketische Selbstnötigung ausarten. Wer sich einmal ein Stück Schokolade gönnen möchte, möge es ruhig genießen. Die Selbstkontrolle soll uns lediglich so weit unterstützen, daß wir nicht gleich eine ganze Tafel davon essen und diese begehrenswerte Nascherei nicht zur täglichen Gewohnheit werden lassen.

Der wichtigste Zeitpunkt, seinen festen Willen einzusetzen, ist also der Tag nach einem opulenten Festgelage. Man sollte viel Wasser trinken, Alkohol für längere Zeit meiden und genau das essen, was den Regeln der Trennkost entspricht, vielleicht für ein, zwei Tage ein bißchen weniger als sonst. Niemals aber sollten Sie sich aushungern, bis das Letztgewicht wieder erreicht ist.

Lenken Sie sich ab von sündhaften Gustofantasien, indem Sie viel arbeiten oder viel schlafen und von kleineren Konfektionsgrößen träumen. Wer die Sauna oder ein Dampfbad gut verträgt, sollte sie nutzen, am besten in Verbindung mit einer Massage. Allein diese Variante der Körperkultur macht gewisse Ausrutscher sehr bald wieder gut. Nach spätestens zwei Tagen war auch ich durch solche Maßnahmen meist wieder auf dem alten Stand.

Wenn die Reduktion Ihres Gewichtes nach einigen Wochen oder Monaten nur mehr sehr zögerlich vonstatten geht, sollten Sie keinesfalls den Mut verlieren, weil dies vollkommen natürlich ist. Bedenken Sie, daß Sie sich diese Kilos ja auch nicht in kurzer Zeit angefuttert haben. Was Sie anfangs so schnell verloren haben, war hauptsächlich Wasser, da die Fettzellen zu zwei Drittel aus diesem Element bestehen. Erst später geht es an die körpereigene Fettsubstanz, und die ist – wie wir wissen – äußerst zäh.

Überhaupt sollten Sie sich nicht vornehmen, in einem gewissen Zeitraum soundso viel Kilo abzunehmen, weil das wiederum in Streß ausartet. Eine realistische Abschätzung ist ohnehin kaum möglich. Wer sehr viel Übergewicht hat, wird schneller an Gewicht verlieren als jemand, der sich lediglich um eine Konfektionsgröße zu dick fühlt. Man kann seinen Körper zwar beeinflussen, jedoch nicht bezwingen. Haben Sie also genauso viel Geduld mit ihm, wie er mit Ihnen hatte!

Auch ein absoluter Stillstand der Gewichtsanzeige ist möglich, und der kann nach längerer Reduktionsernährung mitunter sogar ein paar Monate dauern. Dies ist wiederum eine gefährliche Phase und stellt unsere Geduld auf eine harte Probe. Obwohl auch dieser beharrliche Umstand als normal anzusehen ist, sollte man vorsichtshalber doch einmal seine Eßgewohnheiten gewissenhaft überprüfen. Sind die »Ausrutscher« in letzter Zeit vielleicht doch etwas häufiger passiert, oder hat man seine Portionen nach und nach ein bißchen vergrößert? Wenn nicht, dann sollte man diesen Stillstand ohne Selbstzweifel und nagende Grübeleien hinnehmen. Auch hier gilt der Vergleich, daß man selbst in den wildesten Schlemmerzeiten nicht unentwegt zugenommen hat, sonst wäre man wohl geplatzt. Irgendwann wird und muß es wieder – im positiven Sinne – abwärts gehen, sofern man den gefräßigen Fettzellen keine Gelegenheit gibt, Orgien zu feiern.

Wer sich jedoch einmal an diese Ernährungsumstellung gewöhnt, sein Gewicht erfolgreich reduziert und damit vielleicht auch manche gesundheitlichen Probleme beseitigt hat, wird trotz längerer Abnehmpause nicht einmal daran denken, diese neue Lebensqualität nach alten Mustern wieder aufzugeben.

Wie ich mit Trennkost leben lernte

Meine genormte Superwaage hatte am ersten Tag meiner Ernährungsumstellung ein Gewicht zweier normal aussehender Menschen auszuhalten. Mein Anliegen war und ist es, meine Körperfülle auf das Maß eines einzelnen normalgewichtigen Menschen zu reduzieren, egal, wie lange es dauert.

Ich legte mir ein kleines Büchlein zu, um die Gewichtsbewegungen zu dokumentieren. Als Überschrift notierte ich die Jahreszahl 1996. Darunter schrieb ich von nun an täglich nach dem Wiegen Datum, Wochentag und Gewicht. Das Heft wurde in einer kleinen Lade versteckt, weil das vorerst niemanden etwas anging. Ich wollte die Gesellschaft nicht schon wieder damit langweilen, daß ich ernsthaft abzuspecken gedachte, weil ich ihr mitleidiges Lächeln jetzt nicht gebrauchen konnte. Die Leute selbst sollten mich eines Tages darauf ansprechen, wenn sie an mir eine positive Veränderung bemerkten, genauso wie es viele im umgekehrten Sinne hinter meinem Rücken getan hatten. Nur meine engsten Mitmenschen wußten von meinem Vorhaben, und es war mir völlig gleichgültig, ob sie daran glaubten oder nicht.

Ich war wie immer hundemüde aufgestanden an diesem ersten Tag und hatte einen Bärengusto auf frisch gebackene Zimtschnecken. In meinem Kühlschrank befand sich noch ein Punschkrapferl. Zuvor mußte ich diese picksüßen Dinger täglich haben, manchmal sogar zwei, weil meine ausgeprägte Zuckersucht nach extrem süßen und fetten Mehlspeisen verlangte. Und weil niemand zugegen war, dem ich dieses rosarote Kalorienmonster hätte schenken können, warf ich es mit geschlossenen Augen in den Abfalleimer und dachte dabei an Bikinis, die ich mit sechzehn getragen hatte.

Früher hatte ich zu Beginn jeder Diät (es waren derer viele) meinen Körper mit Bittersalz, Zitrone und lauwarmem Wasser zu entschlacken versucht. Diese überwindungsbedürftige Prozedur habe ich mir diesmal erspart. Ich wollte meine Ernährung ändern, ohne das Gefühl zu haben, mich in einem strengen Sanatorium zu quälen.

Statt dessen trank ich eine große Tasse Pfefferminztee aus getrockneten Kräutern und süßte ihn mit etwas künstlichem Süßstoff, was Dr. Hay nicht gern gesehen hätte, würde er noch leben. Trotzdem bediene ich mich bis heute dieser winzigen weißen Pülverchen, weil ich den Geschmack der Süße in diversen Geträn-

ken einfach nicht missen möchte und Honig beispielsweise im Kaffee doch etwas seltsam schmeckt.
Mögen die chemischen Süßmacher als ungesund gelten, mir haben sie offenbar nicht geschadet. Eher
haben sie mich davor bewahrt, über den echten
Zucker herzufallen. Allerdings versuche ich seit ge-
raumer Zeit, etwas weniger davon zu nehmen, weil es
im Grunde auch nur eine Gewöhnungssache ist.

Normalerweise frühstücke ich, wenn andere Menschen Mittag essen, da ich seit etwa zwanzig Jahren
erst gegen elf Uhr aufstehe und selten vor drei Uhr
morgens zu Bett gehe. Mein erstes Trennkost-Früh-
stück bestand also aus diesem Kräutertee und zwei
oder drei Äpfeln. Dieses Morgenmahl hat mich nicht
unbedingt glücklich gemacht, aber hungrig war ich
auch nicht mehr. Erst danach ging ich mit dem festen
Vorsatz einkaufen, dies nie wieder mit leerem Magen
zu tun. Ich wählte sehr sorgfältig frisches Saisongemüse, Obst und Salat aus und versicherte meinem Gemüsehändler, daß er mich nun öfter zu Gesicht kriegen
würde. Genau das Gegenteil prophezeite ich meinem
liebenswerten Fleischermeister, aber so, daß er kein
schlechtes Gewissen zu haben brauchte.

Auf Zwischenmahlzeiten verzichtete ich, da ich – abgesehen von verbotenen Gelüsten – keinen Hunger
hatte. Doch wollte ich mir zukünftig bei Bedarf hin
und wieder etwas frisches Obst gönnen. Am Abend

kochte ich mir eine herrliche klare Gemüsesuppe, wovon ich zwei Teller genoß. Dazu aß ich einen Kornspitz mit etwas Butter. Es blieb etwas Suppe übrig, die ich nicht – wie sonst – auslöffelte, sondern als Vorspeise für das nächste Abendessen aufhob. Ich mußte mir beim Kochen dringend angewöhnen, Speisen, die man schlecht einfrieren konnte, so zu portionieren, daß ich sie nicht wegwerfen mußte oder in Versuchung kam, mehr davon zu essen.

Da das Abendessen eigentlich mein Mittagmahl und zugleich meine letzte Mahlzeit des Tages sein sollte, habe ich stets genug von den Trennkostgerichten gegessen, um angenehm satt zu sein, jedoch niemals mehr so viel, daß ich meinte, der Magen müsse mir platzen, auch wenn es noch so gut schmeckte.

Es ist für eine ausgewogene Ernährungsumstellung von außerordentlichem Vorteil, wenn man gut kochen kann. Man kennt die Zutaten, die im Essen sind, man kennt die Qualität der Produkte, man kann mit Trennkostbeispielen erfinderisch jonglieren, und nicht zuletzt darf man darauf vertrauen, daß es auch munden wird. Die löblichen Eigenschaften der Kochkunst habe ich einerseits meinen Eltern zu verdanken, die beide manchen Wettbewerb hätten gewinnen können, und andererseits meinem zehnjährigen Aufenthalt in Deutschland, wo ich in manchen lieblosen Restaurants panierte Schnitzel mit brauner Maggitunke und dergleichen vorgesetzt bekam. Geschmack ist eben individuell. Später jedoch wurde ich im germanischen Nachbarland oft genug mit kulinarischen Köstlichkeiten überrascht, die meine Vorurteile allmählich zerstreuten.

Ab neunzehn Uhr aß ich dann tatsächlich nichts mehr, was mir in den ersten Tagen besonders schwer fiel. Ich dachte an all die Naschereien und Imbisse, die ich mir vor dem Fernseher immer genehmigt hatte, aber mein Wille war stark genug, die Schokolade, die immer noch im Küchenregal lag, nicht anzurühren. Mein Kühlschrank war nicht berstend voll wie sonst, weil ich nicht mehr eingekauft hatte, als ich für die nächsten zwei Tage benötigte. Ich hätte ja durchaus einen Joghurt natur essen können, aber das reizte mich nicht. Mein Magen hat zwar eine Weile geknurrt, bevor ich zu Bett ging, dafür aber schlief ich ungewohnt tief und fest.

Am nächsten Morgen traute ich meinen Augen nicht. Die Waage zeigte um ganze 2,3 Kilo (oder sagen wir besser Liter?) weniger. Auch am nächsten Morgen stand noch einmal ein Minus von 1,3 kg zu Buche. Bereits am zehnten Tag war ich um fünf Kilo erleichtert, was mich ungeheuer aufbaute. Ich spürte das auch körperlich. Der Busen spannte nicht mehr, und ich konnte mich schon etwas leichter bücken. Irgendwie meinte ich, daß man es im Gesicht schon merkte, aber es war mir klar, daß mein überdimensionales Doppelkinn nicht von heute auf morgen verschwinden würde.

Meine Disziplin wurde um diese Zeit immer noch stark gefordert. Ich nahm keine Einladungen an und ging nur außer Haus, wenn ich etwas zu besorgen hatte. Es war noch nicht viel leichter für mich geworden, nachts nichts mehr zu essen, aber ich blieb eisern. Da meine Abendmahlzeit im Grunde immer reichlich war, hatte ich zwar kein echtes Hungergefühl, aber die Gewohnheit, irgendwas zu kauen oder zu knabbern, trieb mir immer wieder das Wasser im Munde zusammen. Ich versuchte mich abzulenken, indem ich ein neues Computerprogramm ausprobierte, welches mich anfangs dermaßen ärgerte und später so faszinierte, daß ich gar nicht mehr an Naschereien denken konnte. Das war es, was ich erreichen wollte: Der Gedanke an das Essen sollte in meinem zukünftigen Leben keine Hauptrolle mehr spielen.

Bald mußte ich auch etwas tun, um mein Gewebe zu unterstützen. Daß ich mich für sportliche Disziplinen nie sehr ereifern konnte, dürfte ja bekannt sein. Mit meinen massigen Körperteilen wäre es auch eine schier unmenschliche Tortur gewesen, mich plötzlich auf Skier zu stellen oder täglich eine Stunde um die Häuser zu keuchen. Fitneßcenter erschienen mir auch nicht gerade verlockend, weil ich mich dort als Elefant zwischen figurbewußten Menschen gefühlt und mein K. o. nach ein paar Übungen wohl zur allgemeinen Erheiterung beigetragen hätte. Aber schließlich hatte ich ja einmal einen Hometrainer von meiner Freundin geschenkt bekommen, der schon jahrelang nahezu unbenutzt in meiner Wohnung stand. Ich radelte von nun an mit einiger Überwindung täglich zehn Minuten im untersten Schwierigkeitsgrad. Allmählich versuchte ich ein wenig zu steigern. Es war todlangweilig!

Nach jeder Dusche massierte ich mir verschiedene angeblich entwässernde und straffende Cremes in die Haut. Obwohl ich mir sicher war, daß die gepriesenen Eigenschaften auf den Beipackzetteln lediglich den Herstellern etwas brachten, hatte ich doch das Gefühl, mir damit etwas Gutes zu tun. Ein- bis zweimal die Woche genoß ich die Sauna und ließ mich von den strengen Fingern meines Masseurs bearbeiten, der meiner Speckberge kaum noch Herr werden konnte. Auch er glaubte nicht so recht, daß ich es diesmal schaffen würde, aber er ermutigte mich immer wieder zu meinem Vorhaben.

Bereits nach einem Monat war ich zehn Kilo losgeworden, was im Grunde nur möglich ist, wenn man mit sehr hohem Übergewicht beginnt. Ich war im wahrsten Sinne des Wortes erleichtert. Die Blusen und

Sakkos spannten nicht mehr um den Rücken oder um den Busen, ich konnte in meinen Hosen Kniebeugen machen, ohne daß sie platzten, und sogar die Schuhe schienen besser zu passen. In meinem feierlichen Freudentaumel beschloß ich, seit langem wieder einmal auszugehen und mir die Nacht mit allen Konsequenzen zum Tage zu machen.

Überrascht stellte ich fest, daß ich plötzlich Weißwein trinken konnte, ohne daß mir der Magen brannte. Seit Wochen hatte ich keinerlei Tabletten mehr gebraucht, auch nicht am folgenden Morgen meiner feuchtfröhlichen Eskapade. Offenbar war ich von meiner quälenden Gastritis geheilt. Der Zeiger meiner Waage hüpfte zwar um eine Ziffer nach oben, aber ich bereute nichts. Es hat mir richtig gutgetan, wieder einmal die Gesellschaft anderer Leute aufzusuchen, geschwätzig zu sein und zu lachen.

In meinem verkaterten, aber nicht unglücklichen Zustand trank ich literweise Wasser, um Leber und Nieren bei ihrem Entgiftungsprozeß zu unterstützen, und hütete mich, etwas anderes zu essen, als die Trennkost erlaubte. Schon nach zwei Tagen mit eher zierlichen Essensportionen hatte sich mein Gewicht wieder stabilisiert.

Meine Kost wurde immer abwechslungsreicher. Höchstens dreimal in der Woche aß ich Fleisch oder Fisch, die restlichen Tage genoß ich nach Herzenslust

Nudel- oder Reisgerichte, die ich immer raffinierter zubereitete. Ich fand immer mehr Geschmack an frischem Gemüse und Salaten. War früher ein Gericht ohne Fleisch für mich kein vollständiges Essen, so fehlte mir nun überhaupt nichts, wenn ich als Hauptgericht einen abgeschmalzenen Karfiol mit Butterbröseln oder einen Brokkoliauflauf aß. In meine köstlichen Gemüsecremesuppen war ich regelrecht vernarrt. Hatte ich einmal Gäste eingeladen, so kriegten die meist überhaupt nicht mit, daß ich ihnen Trennkost servierte. Es machte mir jedoch nichts aus, auf ihre besonderen Vorlieben einzugehen und einc Beilage zu kochen, die ich selbst zu dieser Mahlzeit nicht essen durfte. Was allerdings die Desserts anging, beschränkte ich mich meist auf Joghurt mit Früchten oder Käse. Schokoladenpalatschinken & Co. durften sich meine Süßmäuler ins Gästebuch malen.

Es wird kaum jemanden geben, der selbst bei gewissenhafter Durchführung der Trennkost nicht auch Fehler macht, bewußt oder unbewußt. Deswegen muß man sich jedoch nicht verrückt machen. Man wird ohnehin sehr bald feststellen, was einem guttut und was nicht. Schlagen sich die Gnocchi mit Käserahmsauce tags darauf auf der Waage zu Buche, so wird man eben das das nächste Mal die fetthaltigen Zugaben sorgfältiger portionieren. Wer die Regeln dieser Ernährung mit einer gesunden Portion Selbstdisziplin beachtet, wird einen spürbaren Erfolg erleben, der mit militanter Selbstkasteiung nichts gemein hat. Ich habe beispielsweise sehr oft Nudeln mit Tomaten-Paprika-Sauce gegessen, weil ich bis dato gar nicht wußte, daß die Paradeiser im gekochten Zustand Ei-weiß entwickeln. Es hat mir keineswegs geschadet! Im Gegenteil! Da dies ein sehr fettarmes Gericht ist, habe ich manchmal ganz gut damit abgenommen. Genau-so erging es mir mit Spinat, der laut Dr. Hay im gekochten Zustand nur mit Eiweiß genossen werden sollte. Ich habe sorglos Rahmspinat mit Erdäpfeln gegessen, und nichts ist geschehen. Auf der anderen Seite habe ich ein Buch von Gabriella Plüss namens »Trennkost all' italiana« entdeckt, auf dem weiße Nudeln mit Tomatensauce sogar auf dem Buchcover abgebildet sind.

Die Haysche Trennkost empfiehlt ausschließlich Voll-kornprodukte, was Reis, Nudeln und Brot angeht, weil im vollen Korn wichtige Nährstoffe enthalten sind. Ich habe die braunen Nudeln und den Naturreis mit den besten Absichten probiert und konnte über-haupt keine Freude daran finden. Da mich polierter Reis und die weißen italienischen Teigwaren aus Hart-weizengrieß wesentlich glücklicher machen, habe ich sie stets ohne schlechtes Gewissen genossen und den-noch wunderbar damit abgenommen. Jedoch studier-te ich die Angaben auf den Spaghettipackungen sehr sorgfältig, um festzustellen, ob auch wirklich keine Eier darin enthalten waren, wie es hierzulande üblich ist. Dagegen hatte ich nie Probleme, Vollkorngebäck zu essen, weil es mir wirklich schmeckt. Zu gewissen Gerichten wiederum paßt Weißbrot eben besser.

Die Philosophie dieser Ernährungsform ist, daß man auf ausgewogene und gesunde Weise genießen kann, ohne daß die Seele dabei zu kurz kommt.

Auch im Urlaub war die Trennkost für mich sehr leicht durchzuführen. Auf meiner geliebten Insel Gran Canaria habe ich mich hauptsächlich von Fisch, Gemüse und Salaten ernährt. Da ich in den Ferien entgegen meinen Gewohnheiten sehr früh aufstehe und auch früher zu Bett gehe, habe ich meist sehr spät zu Mittag gegessen und nur sehr selten abends noch einen winzigen Imbiß zu mir genommen. Daneben machte ich unüblich viel Bewegung. Als leidenschaftliche und ausdauernde Schwimmerin konnte ich jeden Muskel meines Körpers im gesunden, sauberen Meerwasser trainieren. Schon nach einer Woche stellte ich eine deutliche Straffung meines Gewebes fest.

Als ich nach etwa zwei Monaten ab Beginn meiner neuen Ernährungsweise für drei Wochen in ein Musikstudio nach München gehen mußte, war ich ein bißchen in Sorge. Streßphasen waren in früheren Zeiten immer ein Garant für den Abbruch irgendwelcher Diäten. Während andere Menschen in intensiven Arbeitsetappen kaum Appetit haben und regelrecht darauf vergessen, eine Mahlzeit zu sich zu nehmen, war es bei mir meist so, daß ich mich für anstrengende Denkprozesse fortwährend kulinarisch belohnen mußte oder meine Kreativität damit anzuregen versuchte. Diesmal aber wollte ich meinen deutlichen Erfolg nicht aufs Spiel setzen. Mittlerweile um fünfzehn Kilo erschlankt, nahm ich vorsichtshalber die Waage und mein Heft mit den Gewichtsnotizen mit. Ich bat meinen Tontechniker, der es gewohnt war, am Nachmittag zu essen, sich eine Jause ins Studio mitzubringen und erst gegen 18 Uhr mit mir essen zu gehen. Es gab dort in der Nähe ein wunderbares italienisches Restaurant, und ich habe während dieser drei Wochen die gesamte Speisekarte durchprobiert. Einmal Fisch, einmal Fleisch, einmal Nudeln, einmal Risotto, einmal italienische Gemüsevorspeisen. Zu den Hauptgerichten wählte ich meist eine große Salatschüssel. Es war köstlich! Auch im Hotel hat man mich zum Frühstück entweder mit Eiern oder mit herrlichen bayerischen Brezen und diversen Topfenaufstrichen verwöhnt. Anstatt wieder einmal gescheitert zu sein, kam ich um weitere drei Kilo erleichtert nach Wien zurück.

Es hat mich ganz schön geärgert, daß meine für mich deutlich sichtbare Veränderung durch die Abnahme von nahezu zwanzig Kilo von meiner Umwelt kaum

bemerkt wurde. Meine Hosen und Sakkos waren allesamt zu groß geworden und begannen an mir herumzuschlabbern. Ich stürmte also meine Stammboutique für Übergrößen und kaufte mir eine neue, komplette Frühjahrsgarderobe, die bereits drei bis vier
Größen kleiner war. Ich probierte erstmals Jeans, die
ich mir früher aus optischen Gründen nie geleistet
hätte. Sie paßten mir, und ich gefiel mir außerordentlich gut darin. Mit einer passenden Bluse und einer
Jeansjacke meinte ich, jünger und flotter zu wirken.
Endlich weg vom dehnbaren, schmucklosen Gummizugfreizeitdreß, in dem ich mir stets wie ein gefüllter
Erdäpfelsack vorkam.

Es machte mir auch unendlichen Spaß, in Dessous zu
wühlen, die nicht wie die zweckdienlichen Intimumhüllungen meiner Großmutter aussahen. Schließlich
probierte ich einen Büstenhalter. Zugegeben: mit diesen Monsterkörben hätte man vielleicht auch fallschirmspringen können, aber ich brachte meine
Möpse erstmals vollständig hinein. Es war ein seltsames und ungewohnt beengendes Gefühl, aber ich
stellte erfreut fest, daß nun die Abnäher meiner neuen Blazer genau dort saßen, wo die Erhebungen
meiner Weiblichkeit sie benötigten. Aus meinem unförmigen Fettkorpus formte ich mit sachter Unterstützung allmählich eine Figur.

Die wichtigste Begleiterscheinung meiner neuen Ernährung aber war das baldige Verschwinden meiner unendlichen Müdigkeit. Ich fühlte mich morgens immer wunderbar ausgeschlafen und fit. Ich brauchte keine Schlafpausen mehr während meiner Autofahrten, und ich nickte auch nirgendwo mehr ein. Auch meine Harnsäurewerte hatten sich dank meines geringeren Fleischkonsums ohne die Einnahme irgendwelcher Tabletten normalisiert, was ich nie für möglich gehalten hätte. Heute bin ich mir sicher, daß mein Entschluß, meine Ernährung umzustellen, lebensrettend für mich war.

Nach etwa sechs Monaten konnte ich an meinem Geburtstag ein Minus von dreißig Kilo feiern. Nun bemerkten es alle, und ich erntete Komplimente, wo immer ich Menschen begegnete, die mich kannten. Mein Gott, tat das gut! Die anerkennenden Blicke und Worte pflasterten meine Seele mit Schokoladekeksen. Während manche Menschen nach gewissen Radikalkuren irgendwie krank aussehen, strotzte ich vor Gesundheit, die man mir auch ansah. Auch mein neues, sportlicheres Outfit kam gut an, und man bemerkte meine positive Ausstrahlung. Ich hatte mir die Haare wachsen lassen, was möglicherweise ein Zeichen dafür war, daß ich auch wieder das Weibliche in mir akzeptierte. Plötzlich sah ich wieder gutaussehenden Männern nach und erntete so manchen tiefgründigen Retourblick, der mich auf allerhand Ideen brachte. Mit einem guten Buch ins Bett zu gehen kann ja durchaus erbaulich sein, doch läßt es sich so schwer damit kuscheln.

Obwohl sich mein gehaßtes Doppelkinn um mehr als die Hälfte reduziert hatte, war meine Haut glatt geblieben. Freilich gab es hier und da an meinem Körper noch ein paar Problemzonen, an denen sich das Gewebe nicht so schnell zurückgebildet hat, aber diesen gedachte ich mit ausdauernder, gezielter Gymnastik und Gewebemassagen beizukommen. Sollte sich nach zwei Jahren nichts geändert haben, so bin ich durchaus bereit, auch ein paar bedenkenlose chirurgische Korrekturen zuzulassen. Man muß dem Gewebe allerdings auch eine gewisse Chance geben. Wenn ich bedenke, wie viel und wie oft ich in meinem Leben schon zu- und abgenommen habe, so kann ich meiner guten Haut nur dankbar sein, daß sie so elastisch ist und das ständige Auf und Ab wie ein Gummianzug mitgemacht hat.

Von nun an ging das Abnehmen sehr zäh vonstatten, obwohl ich mir keiner gravierenden Fehler bewußt war. Es war mir allerdings klar, daß es nun an die sogenannten »Denkmäler« ging. Schließlich hatte ich mir mein extremes Übergewicht auch nicht in ein paar Monaten angefuttert. Jede kleinste kulinarische Unartigkeit zeichnete sich auf der Waagenskala ab, und meine Standhaftigkeit wurde oft gefordert.

Die abgemagerten Fettzellen können teuflisch reagieren, wenn man ihnen einen Nachschlag vor den Rachen wirft. Aber diesmal werden sie sich die Zähne an mir ausbeißen, das schwöre ich ihnen jedesmal, wenn sie mir zeigen wollen, wie mächtig sie sind.

Mittlerweile hatte ich mich endlich daran gewöhnt, nach 19 Uhr nichts mehr zu essen. (Die Schokolade liegt übrigens heute noch im Küchenregal und ist wahrscheinlich schon ungenießbar geworden.) Meine Zuckersucht war übrigens genauso schnell verschwunden wie meine übrigen Krankheiten. Kein Sehnen mehr nach Süßigkeiten, ich träumte nicht einmal davon.

Einmal kostete ich das frische Ananaseis in meinem Grazer Kaffeehaus. Es war exakt eine halbe Kugel auf einer kleinen Kaffeeuntertasse, für die ich genauso lange brauchte wie meine Mutter für den riesigen Coup Danmark.

Heute kann ich ohne mit der Wimper zu zucken zusehen, wie meine Freunde beim Heurigen nach dem Selchfleisch und der Stelz'n eine Riesenportion dick gezuckerten Kaiserschmarrn in sich hineinstopfen. Ich müßte mich ziemlich sicher übergeben, würde ich nur die Hälfte davon verzehren. Manchmal esse ich ein Honigbrot zum Frühstück, süße meinen Kaffee mit Kandisin oder genehmige mir etwas frisches, reifes Obst, das ich heute viel süßer empfinde als früher. Damit ist mein Bedarf an Süßigkeiten gedeckt.

Ich könnte mir allerdings vorstellen, daß ich, wenn sich mein Gewicht einmal normalisiert hat, durchaus auch einmal ein Stück selbstgebackenen Kuchen von meiner Mutter probieren werde, aber eben nur ein Stück und nur, wenn ich wirklich Lust darauf habe. Und wenn ich meine, es müßten einmal Marillenknödel sein, dann werden mich diese auch nicht gleich aufrunden, solange solch sündhafte Leckerbissen eine Rarität bleiben. Im Grunde dürfte ich das wohl heute schon hin und wieder tun, aber ich habe ehrlich gesagt keine große Sehnsucht danach und möchte das Rückfallsrisiko keineswegs herausfordern. Mein Stoffwechsel hat sich gänzlich umgestellt und würde auf ungewohnte Speisen möglicherweise sehr sensibel reagieren, wie ich bereits beim Genuß einer normalen, nicht allzu fetten Portion Schweinsstelze bemerkt habe. Solange ich mich von so köstlichen Gerichten ernähren kann, wie ich es jetzt gewohnt bin, habe ich nicht das Gefühl, daß mir etwas fehlt.

Bis zum Ende des Jahres hatte ich immerhin noch weitere acht Kilo verloren und konnte kaum erwarten, endlich die Zahl vierzig mit rotem Filzstift in mein Kontrollbuch schreiben zu können. Aber das sollte noch dauern. Nicht einmal zu Weihnachten habe ich gesündigt, abgesehen davon, daß ich zwei hausgebackene Kekse probierte, wobei ich die Hälfte des zweiten wieder ausspuckte, weil ich dachte, es sei genug.

Hin und wieder ließ ich mich von unseren Stammgästen im »Werger's« ohne nennenswerte Überredungskunst dazu verleiten, ein paar Achterl vom ungeheuer feinen, spritzigen Welschriesling aus der Südsteiermark zu trinken, die sich im Laufe des Abends doch summierten. Das hat mich zwar manchmal ein bißchen gebremst, aber da ich sonst oft wochenlang nur Wasser trank, konnte ich dies verkraften, zumal der edle Tropfen die Eigenschaft hat, meine Lebensgeister zu stimulieren. Schließlich würde ein Heiligenschein recht seltsam an mir aussehen.

Zu Silvester hatte ich einen Fernsehauftritt, der durch mein neues Erscheinungsbild ungeheure Reaktionen auslöste. Jenen, die mich lange nicht mehr gesehen hatten, erschien meine Veränderung nahezu unglaublich. Viele Zeitungsredakteure baten mich nach dieser Sendung um ein Interview zum Thema »Abnehmen«. Hatte ich früher nur sehr mürrisch darauf reagiert, gab ich nun bereitwillig Auskunft. Eine Künstlerseele reagiert meist empfindlich, wenn den Äußerlichkeiten mehr Interesse beigemessen wird als den kreativen Eigenschaften, vor allem wenn die Äußerlichkeiten nicht sehr schmeichelhaft sind. Diesmal aber gab es zum einen kein aktuelles Produkt, über das man berichten hätte können, und zum anderen war ich mächtig stolz auf mich. Mein Selbstbewußtsein war endlich wieder aus seinem Koma erwacht.

Ich bekam sehr viele Briefe von Leuten, die an Gewichtsproblemen litten und mich um Rat baten. Ich hätte ein eigenes Büro gebraucht, all diese Anfragen ausführlich zu beantworten. Da man die Trennkost nicht in wenigen Worten erklären kann, habe ich meist auf die gängige Fachliteratur hingewiesen. Viele Leute wollten einen Wochenernährungsplan von mir, der auch wenig Sinn gemacht hätte, zumal mit einer Woche nicht viel getan ist und man vorerst das Grundprinzip verstehen sollte. Nur dann kann man seinen Speiseplan so abwechslungsreich gestalten, daß man auch damit leben kann. Also entschloß ich mich schließlich, dieses Buch zu schreiben, dessen Arbeit mir weit mehr Spaß gemacht hat, als ich gedacht hätte. Es ist einfach schön, über Erfolge zu berichten. Nach dem ersten Jahr erlebte ich einen absoluten Stillstand meines Gewichtes, der sich von Jänner bis Mitte April hinzog. Bis Februar hatte ich das hingenommen und betrachtete diese Gegebenheit als nahezu logisch, nachdem ich in einem Jahr achtunddreißig Kilo verloren hatte. Im März schob ich die Schuld auf Hormonschwankungen und fand meine Lage deprimierend. Im April war ich dann fuchsteufelswild und gab meiner Waage einen Tritt ins Gehäuse.

Anscheinend muß ich immer wütend werden, damit sich was bewegt. Ich begann über die letzten Wochen und Monate Bilanz zu ziehen. Hatte ich nicht durch meine neue Lebensenergie viel öfter auf den Putz gehauen als im letzten Jahr? Waren nicht die Portionen allmählich ein wenig größer geworden? War ich nicht doch etwas großzügiger mit den Fettbeigaben umgegangen? Waren die würzigen Kärntner Knoblauchwürstl, die ich in letzter Zeit gern als Zwischendurchhappen genoß, nicht zu salzig und zu fett?

Da ich all diese Fragen mit »ja« beantworten mußte, beschloß ich, meinen festen Willen einzusetzen und die anfängliche Sorgfalt wieder einzuführen. Ich ging zwar trotzdem aus, trank aber nur ein, zwei Gläschen mit meinen Freunden und war dennoch guter Laune. Außerdem beschränkte ich meine Portionen auf das notwendige Maß, aß zwischendurch sehr fettarm und ließ die Knoblauchwürstl weg. Und siehe da, es ging wieder abwärts. Bereits Anfang Mai hatte ich die Vierzig-Kilo-Marke erreicht, die ich mit großem Jubel in mein strenges Büchlein eintrug. Mein Leben war wieder in Ordnung, und so sollte es auch bleiben.

Gerade in solchen Phasen erscheint es mir wichtig, gelockerte Gewohnheiten wieder etwas zu straffen, was keineswegs in Kasteiung ausarten muß. Ich kann mich wirklich nicht daran erinnern, jemals hungrig gewesen zu sein, außer vielleicht in den ersten paar Tagen meiner stark reduzierten Essensweise. Auch habe ich niemals Heißhunger auf irgendwelche Speisen verspürt, weil ich meine Gelüste nach einer mehrstündigen Vorfreude meist noch am selben Tag befriedigen konnte. Ich habe selten in meinem Leben so gut, so abwechslungsreich und so gesund gegessen und mich selten so wohl gefühlt. Hätten mich in meiner »Stehzeit« mein starker Wille und die ehrliche Selbsteinschätzung verlassen, so hätte wohl das Frustfressen wieder angefangen und all die unangenehmen Begleiterscheinungen, die mir das Leben zur Hölle gemacht hatten. Das ganze Dilemma wieder von vorne! Ich hätte mehr zugenommen als je zuvor und wäre wahrscheinlich nie mehr in der Lage gewesen, mein Leben wieder ins Lot zu bringen. Nein! Ich werde meiner maßlosen Ernährungsweise von einst nie wieder verfallen, das habe ich mir geschworen!

Das Minus von vierzig Kilo bedeutete auch vierzig Zentimeter weniger Leibesumfang. Meine Kleiderkonfektion war mittlerweile um zehn Größen kleiner geworden. Trug ich einst Hosen und Sakkos in XXL-Ausfertigung, so genügte mir nun Größe 44 bis 46. Ich hatte im ersten Jahr ein kleines Vermögen für Kleidung ausgegeben, weil mir nicht einmal mehr ein Slip gepaßt hat. Nur ein paar große T-Shirts und Blusen benutzte ich noch »für daheim«. Dafür aber wurde ich jetzt unterm Regenschirm nicht mehr so naß.

Allmählich sehe ich das Problem auf mich zukommen, daß ich für Boutiquen mit Übergrößen bald zu schlank und für Normalboutiquen noch zu dick sein werde. Aber das werde ich auch noch bewältigen, zumal es Änderungsschneider gibt.

Als ich im Mai 1997 meine Sommergarderobe hervorholte, hoffte ich, daß mir noch einiges passen würde, weil es mit dem Abnehmen ja nicht mehr so rasant gegangen war. Aber denkste! Die Sakkos warfen Falten, die Ärmel waren zu lang geworden, die Hosen rutschten mir beinahe vom Allerwertesten, und selbst Büstenhalter und Badeanzüge wirkten mittlerweile an mir, als müßten sie gebügelt werden. Ich hatte einen ganzen Schrank voll »nichts zum Anziehen«. Also mußte ich mich wieder komplett neu einkleiden. Es sollte mir aber nichts Schlimmeres passieren! Immerhin hatte ich mir ja einiges »vom Munde« abgespart.

Mein Masseur ist heute stolz auf mich und geniert sich fast ein bißchen, weil er mir das nach meinen vielen Diätversuchen und Mißerfolgen nicht mehr zugetraut hat. Jetzt muß er sich nicht mehr so plagen, um an meine Muskeln zu gelangen. Und ich selbst kann mich auch wieder spüren.

So! Jetzt wissen Sie, wie's geht.

Ich werde die Letzte sein, die Ihnen sagt, Sie sollen morgen mit der Trennkost anfangen, denn dieser Entschluß ist ganz allein Ihre Entscheidung. Sie brauchen dafür ein gutes Maß an Konsequenz, vor allem aber Liebe zu sich selbst.

Denken Sie möglichst nie mehr an eine zeitbegrenzte, einseitige Diät, was immer Ihnen damit versprochen wird. Diäten machen dick und beißen Löcher in die Seele! Denken Sie lieber an eine gesunde und ausgewogene Ernährung, die es Ihnen erlaubt, zu genießen und am Leben Freude zu haben.

Rezeptvorschläge

Anmerkungen

Ich habe bewußt darauf verzichtet, die Gerichte in Farbbildern darzustellen, da dies eine sehr aufwendige Prozedur ist, was das Preisniveau des Buches enorm in die Höhe getrieben hätte. Sie werden sicher genug Fantasie haben, sich vorzustellen, wie gut die Speisen schmecken werden. Es ist aber auch nicht unwesentlich, das Essen stets hübsch anzurichten, weil die Ästhetik für den Genießer eine große Rolle spielt.

Die Portionen sind für eine Person bemessen, weil es immer mehr Singlehaushalte gibt. Man kann ja die Zutaten je nach der Anzahl der Personen aufaddieren. Für Kleinimbisse, die keine Kochkenntnisse erfordern, hielt ich Mengen- und Zubereitungsangaben nicht für nötig.

An dieser Stelle möchte ich die wichtigsten Trennkostregeln noch einmal kurz zusammenfassen:

Nehmen Sie keine konzentrierten eiweiß- und kohlenhydrathaltigen Nahrungsmittel zur gleichen Zeit zu sich, und halten Sie zwischen den Hauptmahlzeiten eine vierstündige Essenspause ein. Übergehen Sie keine Mahlzeiten, essen Sie langsam und vermeiden Sie, den Magen vier bis fünf Stunden vor dem Schlafengehen zu belasten. Trinken Sie mindestens zwei Liter Flüssigkeit täglich.

Verwenden Sie möglichst frische Zutaten! Vor allem Gemüse, Salat und Obst verlieren durch Überlagerung wichtige Vitamine und Spurenelemente. Genießen Sie solche Basenstoffe reichlich! Garen Sie das Gemüse kurz und schonend, und bräunen Sie Fette und Öle nicht zu stark. Verwenden Sie nur hochwertige, möglichst kaltgepreßte, pflanzliche Öle und vermeiden Sie weitgehend tierisches Fett. Gehen Sie sparsam damit um und bedenken Sie, daß Fett extrem viele Kalorien hat. Schlagobers beispielsweise kann man auch mit etwas Wasser oder Gemüsesuppe verdünnen. Achten Sie bei Räucherwaren wie Rohschinken oder Rohwürsten darauf, daß sie nicht zu stark gesalzen und eher mager sind.

Bemessen Sie Ihre Portionen so, daß Sie angenehm satt werden. Variieren Sie die Speisen nach eigenem Ermessen und lassen Sie Ihrer Fantasie freien Lauf. Nur eine abwechslungsreiche Kost macht auf Dauer Freude.

Nun wünsche ich Ihnen gutes Gelingen und ein genußvolles Leben!

Frühstück
mit Kohlenhydraten

Müsli
Etwa 3 Eßlöffel Vollkornflocken, 1 Teelöffel Honig oder Ahornsirup, 1 kleine, in dünne Scheiben geschnittene Banane und 1 kleinen Becher mageren, gerührten Naturjoghurt miteinander vermengen. Geröstete Mandelsplitter darüberstreuen. (Man kann anstatt der Banane auch Heidelbeeren oder Trockenfrüchte beigeben.)

Brot und Vollkorngebäck mit Belag
1 Scheibe Brot oder 1 Stück Vollkorngebäck mit etwas Butter, Honig, Schnittlauch, Radieschen, Tomaten, grünem Paprika oder anderem Gemüse, Topfen- oder Margarineaufstrichen, 2 dünnen Scheiben magerem Rohschinken, etwas Käse über 50% in Tr., z. B. Camembert, Schimmelkäse oder Doppelrahmfrischkäse. 1 Scheibe Raclettekäse auf Vollkorntoast überbacken, Lachs- oder Kaviarbrötchen.

Außerdem
- Räucherlachs mit etwas Oberskren (mit Joghurt vermischt) und Toast
- Matjesfilet mit Zwiebelringen und 2 kleinen Kartoffeln oder 1 Scheibe Brot (Katerfrühstück).

Getränke

Tee (bevorzugt Kräutertee) – Kaffee (bei Bedarf mit etwas Rahm blondieren) – Buttermilch, Sauermilch – verdünnte Gemüsesäfte – etwas Ahornsirup mit Wasser.

Tip: Trinken Sie vor jedem Frühstück ein Glas lauwarmes Wasser, das bringt die Verdauung in Schwung!

mit Eiweiß

Käseomelett

2 Eier mit Salz und Pfeffer verquirlen, $^1/_2$ Bund kleingeschnittenen Schnittlauch und etwa 3 dkg würzigen gehobelten Hartkäse beigeben. 2 Teelöffel Butter in einer beschichteten Pfanne aufschäumen lassen und bei schwacher Hitze ein Omelett backen. Man kann anstatt des Käses auch gekochten Schinken, feingeschnittene Champignons, Zucchini oder anderes Gemüse mit gehackten Kräutern beigeben und mit Tomaten oder frischen Salatblättern garnieren.

Eier

– 2 weiche Eier im Glas oder hartgekocht mit etwas Schinken und Kren
– Spiegeleier oder Eierspeis mit Kräutern, Champi-

gnons, Tomaten oder anderem Gemüse, mit Käse, gebratenem Schinken oder etwas Speck

(Alles ohne Brot oder Gebäck!)

Obst
Frisches Obst (ausgenommen Bananen) – Kompott – Früchte mit Naturjoghurt, wenn nötig, künstlich gesüßt.

Außerdem
Etwa 5 dkg gekochten oder geräucherten Schinken – Salami – Käse – Würstchen oder Fleischkäse (ohne Brot oder Gebäck).

Getränke
Tee – Kaffee (mit Obers oder Milch) – frisch gepreßter Orangen- oder Grapefruitsaft – verdünnte Gemüsesäfte – gesäuerte Milchgetränke.

Tip: Alle Kohlenhydrat- und Eiweißmahlzeiten können beliebig mit neutralen Lebensmitteln aus der grünen Tabelle kombiniert werden.

Mittagessen

mit Kohlenhydraten

Spaghetti mit Knoblauchsauce und Pfefferschoten

1 Portion Spaghetti (etwa 15 dkg) aus Hartweizen in kochendem Salzwasser mit einem Schuß Öl »al dente« kochen. In einer Pfanne etwas Olivenöl und 1 Teelöffel Butter erhitzen. 3 feingeschnittene Knoblauchzehen, etwas gehackte Petersilie oder italienische Kräuter und eine frische, von Kernen gesäuberte und kleingeschnittene Pfefferschote ein paar Minuten braten, bis der Knoblauch leicht gebräunt ist. Die fertigen, abgeseihten Nudeln mit den Zutaten vermengen und noch ein bißchen feines, kaltgepreßtes Olivenöl darübergeben.

Tagliatelle mit Steinpilzen

Eine Portion weiße oder grüne Bandnudeln etwa 8 Minuten bißfest kochen. Eine kleingeschnittene Zwiebel in etwas Olivenöl andünsten, danach die blättrig geschnittenen Steinpilze (oder andere Pilze) und feingehackte Petersilie beigeben. Kurz bei großer Hitze braten, bis die Flüssigkeit eingekocht ist. Je 1 Eßlöffel Rahm und Crème fraîche untermengen und mit Salz und gemahlenem Pfeffer würzen. Mit den Bandnudeln vermischen.

Gnocchi in Gorgonzolasauce (Kartoffelnockerl)

Eine Portion Gnocchi (es können statt dessen auch Bandnudeln oder Spiralnudeln sein) in Salzwasser kochen, bis sie auf der Oberfläche schwimmen. Etwas Butter und 1 Eßlöffel Obers in einer Pfanne erhitzen, nach und nach etwa 5 dkg Gorgonzola beigeben und schmelzen lassen. 1 Eßlöffel Crème fraîche oder Sauerrahm darunterrühren und mit gemahlenem Pfeffer würzen. (Kein Salz mehr verwenden, da der Käse viel Salz enthält.) Die Gnocchi (oder Nudeln) mit der Sauce vermengen und sofort servieren.

Schwammerlreis

1 kleine Tasse Reis in etwas Butter glasig werden lassen und mit 2 Tassen kaltem Wasser aufgießen. Salzen und 2 Gewürznelken beigeben. Bei kleiner Hitze zugedeckt dünsten. 2 Frühlingszwiebeln, 1 Knoblauchzehe und etwas Petersilie klein schneiden und in etwas Butter oder Pflanzenöl andünsten. Etwa 20 dkg geputzte und kleingeschnittene Eierschwammerl dazugeben und rösten. Kurz bevor der Reis gar ist, die Schwammerl unter den Reis heben und fertigdünsten lassen (Gewürznelken entfernen!). Anstatt der Eierschwammerl kann man auch andere Pilze verwenden, oder man wählt verschiedenes Saisongemüse (Gemüsereis).

Polenta

2 Tassen Wasser mit etwas Butter, Salz, Pfeffer und einer Prise Muskat in einem Topf aufkochen lassen, 1 Tasse Maisgrieß langsam einrieseln lassen (Spritzgefahr) und zugedeckt bei kleiner Hitze etwa 30 Minuten fertigdünsten. Den Sterz auf einem Teller anrichten und etwas zerlassene Butter darübergeben. Dazu paßt Buttermilch oder ein Häferlkaffee mit etwas Rahm.

Außerdem

– Heurige Erdäpfel mit Butter oder Kräutertopfen und grünem Salat
– Frischer Spargel (soviel Sie möchten) mit etwas zerlassener Butter und Petersilerdäpfeln
– Endiviensalat mit gerösteten Speckwürfeln oder warmen Erdäpfeln
– Gebratene Erdäpfel mit Zwiebeln und Lauch
– Erdäpfelsalat
– Gemüselasagne
– Gedünsteter Karfiol, Brokkoli oder Fisolen mit Butter und Semmelbröseln abgeschmalzen
– Schwammerlsuppe mit Erdäpfeln
– Saure Rahmsuppe mit gerösteten Schwarzbrotwürfeln
– Heidensterz mit Schwammerlsuppe
– Räucherlachs mit Salzkartoffeln

- Schwammerlgulasch
- Rohschinken mit Schwarzbrot

Getränke
Mineralwasser – Buttermilch – Bier (maximal 2 Gläser) – Tee – Kaffee (mit Rahm) – verdünnte Gemüsesäfte
Tip: Zu allen Nudel- und Fleischgerichten passen hervorragend Blattsalate! Die Salatschüssel soll stets üppiger sein als die konzentrierten Kohlenhydratspeisen. Bei den Teigwaren ist darauf zu achten, daß keine Eier darin enthalten sind.

mit Eiweiß

Saltimbocca (Kalbsschnitzel mit Schinken und Salbei)
2 sehr dünne Kalbsschnitzel mit Salz und Pfeffer würzen und je mit 1 Scheibe Parmaschinken und 1 Salbeiblatt belegen. Mit Holzspießchen feststecken und die Schnitzel in heißem Fett von jeder Seite 2 Minuten braten. Das Fleisch aus der Pfanne nehmen, das Fett abgießen und einen kleinen Schuß Marsala (oder Portwein) zum Bratensatz geben. Die Sauce über die Schnitzel verteilen. Dazu passen Erbsenschoten, Spargel oder Saisongemüse.

Ossobuco (gebratene Kalbshaxenscheiben)

Eine Kalbshaxenscheibe pfeffern und in wenig Butterschmalz von beiden Seiten braun anbraten. 1 kleingeschnittene Zwiebel, 1 Karotte und etwas Sellerie sowie 1 geschälte, kleingeschnittene Tomate zum Fleisch geben und etwa 30 Minuten braten. Ca. $^1/_{16}$ Liter trockenen Weißwein zugeben und noch 20 Minuten weiterbraten. Inzwischen 2 Sardellenfilets, Petersilie, ein Stück unbehandelte Zitronenschale und 1 Knoblauchzehe sehr fein hacken und vermischen. Die Kalbshaxenscheiben mit Salz und Pfeffer abschmecken und kurz vor dem Servieren mit der Petersiliemischung bestreuen.

Rindsfilet mit Käsesauce

1 Eßlöffel Rahm und 3 Eßlöffel trockenen Weißwein bei mittlerer Hitze etwa 10 Minuten einkochen lassen, mit Salz und Pfeffer würzen und ein kleines Stück Roquefortkäse unterrühren. Die Sauce mit einem Eigelb legieren. 1 Steak im heißen Öl von jeder Seite etwa 3 Minuten braten, salzen und pfeffern und dann herausnehmen. Etwa 3 Minuten warmhalten und ruhen lassen, damit der Saft sich verteilen kann, danach mit der Sauce übergießen und servieren. Dazu schmecken Saisongemüse oder frische Blattsalate.

Lammkoteletts mit Letschogemüse

2 Lammkoteletts mit etwas Olivenöl befeuchten, mit Pfeffer, Thymian, Rosmarin und 1 zerdrückten Knoblauchzehe einreiben und auf beiden Seiten anbraten. 1 Zwiebel, 1 Paprikaschote und 1 geschälte Tomate grob zerkleinern, zu den Koteletts geben und etwa 15 Minuten zugedeckt dünsten lassen. Nach dem Garen alles ein wenig salzen.

Kräuterforelle

1 Forelle innen und außen salzen, pfeffern und mit 1 zerdrückten Knoblauchzehe einreiben, mit einem kleinen Stück Butter, feingehackten Kräutern und angebratenen Schalotten füllen, in eine Bratenfolie geben und bei etwa 180 Grad im Backofen garen. (Sehr kalorienarm!)

Scampi mit Lauch

3 bis 4 Hummerkrabbenschwänze mit etwas Zitrone marinieren und bei Zimmertemperatur etwa 10 Minuten liegenlassen. Inzwischen frischen Lauch in feine Ringe schneiden und in wenig Salzwasser 8 bis 10 Minuten dünsten. Die Scampi salzen, mit einer zerdrückten Knoblauchzehe einreiben und in heißem Olivenöl kurz braten, bis sie sich überall rot gefärbt haben. Das Lauchgemüse mit 1 Teelöffel Butter ver-

feinern und mit den Scampi servieren. (Eignet sich auch gut als Vorspeise!)

Reindlrostbraten

1 Rostbraten- oder Beiriedschnitzel mit Salz, Pfeffer und 1 Teelöffel scharfem Senf würzen und in heißem Öl von beiden Seiten bräunen. 1 große Zwiebel klein schneiden und mit anrösten, mit etwa $^1/_8$ Liter Rindsuppe (oder Wasser) und $^1/_{16}$ Liter Rotwein löschen und zugedeckt bei kleiner Hitze so lange braten lassen, bis das Fleisch weich geworden ist. Dann die Flüssigkeit ohne Deckel bei großer Hitze reduzieren, das Fleisch herausnehmen und die Sauce mit 1 Eßlöffel Crème fraîche verfeinern.

Außerdem

– Rehmedaillons oder Hirschsteak mit Rotkraut
– Grillhähnchen mit Salat
– Lachssteak mit Blattspinat
– Seezunge mit Erbsenschoten
– Entenbrust mit Rotkraut
– Gebratenes Kalbsbries mit Gemüse
– Schinken- oder Käseomelett
– Geröstete Eierschwammerl mit Ei
– Geröstete Kalbsleber oder saure Nierndl mit Salat
– Schulterscherzerl (oder anderes Suppenfleisch) mit Kürbisgemüse oder Weißkraut

- Puten- oder Hühnerbrustfilet auf Blattsalat oder -spinat
- Salat mit Thunfisch oder Ei
- Kalte Roastbeefscheiben mit Remouladensauce und Salatgarnitur
- Schinkensülzchen oder Kalbspariser in Essig und Öl mit Zwiebelringen
- Rindfleischsalat
- Hühnersalat mit Früchten
- Steirische Klachlsuppe
- Hühner- oder Rindsuppentopf mit Gemüse- und Fleischeinlage oder Eierflocken

Getränke
Mineralwasser – Kaffee – Tee – Milch (ein Glas) – gesäuerte Milchgetränke – verdünnte Gemüsesäfte – verdünnte Obstsäfte ohne Zuckerzusatz – 1 bis 2 Gläser trockener Weißwein.

Tip: Essen Sie nicht öfter als dreimal in der Woche Fleisch oder Fisch (möglichst mager), und achten Sie darauf, daß sie genug Basenstoffe (Gemüse, Salat) dazuessen! Das Gemüse immer sehr schonend und kurz garen.

Carpaccio (mariniertes rohes Rindfleisch)

15 bis 20 dkg Rindsfilet im Gefrierfach etwa 1 Stunde anfrieren lassen und dann in hauchdünne Scheiben schneiden. Ein paar Champignons putzen, in feine Scheiben schneiden und etwas Parmesankäse hobeln. Das Fleisch, Champignons und Parmesan auf einem Teller anrichten. Eine Marinade aus Zitronensaft, Salz, Pfeffer, 1 zerdrückten Knoblauchzehe und etwas kaltgepreßtem Olivenöl gleichmäßig darüber verteilen. Dazu schmecken Blattsalate.

Mozzarella mit Tomaten

1 große Fleischtomate und 1 Portion Mozzarella in Scheiben schneiden, fächerartig auf dem Teller anrichten, frische, zerpflückte Basilikumblätter darauf verteilen, mit Salz und Pfeffer aus der Mühle würzen und mit einem Gemisch aus Balsamicoessig und kaltgepreßtem Olivenöl marinieren.

Überbackener Karfiol

Den Strunk von 1 kleinen Karfiol entfernen, in kleine Röschen zerteilen und in Salzwasser mit etwas Kümmel etwa 10 Minuten dünsten. Den Karfiol abseihen, mit etwas Butter in eine feuerfeste Schale geben, mit 2 bis 3 Raclettescheiben oder anderem Schmelzkäse

(50% Fett in Tr.) belegen und bei etwa 200 Grad im Rohr backen, bis der Käse geschmolzen ist. Mit magerem Käse ist dies ein Eiweißgericht, mit abgeschmalzenen Butterbröseln eine Kohlenhydratmahlzeit.

Klare Gemüsesuppe

1 kleine Zwiebel oder Frühlingszwiebeln in etwas Butter andünsten, kleingeschnittenes, frisches Saisongemüse (z. B. Karotten, Kohlrabi, Erbsen, 1 kleine geschälte Tomate, Staudensellerie, grüne Bohnen, Karfiol) und 1 Zehe zerdrückten Knoblauch dazugeben, kurz mitrösten und mit Wasser nach Bedarf auffüllen. Salzen, pfeffern und kleingehackte Suppenkräuter beigeben. Nur kurz kochen! Das Gemüse sollte noch etwas Bißsubstanz haben. Wer möchte, kann auch einen halben Gemüsesuppenwürfel dazugeben. (Ein Haubenkoch würde dabei allerdings die Nase rümpfen.)

Lauchcremesuppe

1 Stange Lauch in feine Ringe schneiden und in etwas Salzwasser etwa 10 Minuten dünsten. Mit einem Pürierstab zerkleinern, frisch gemahlenen Pfeffer und etwas Rahm beigeben, eventuell etwas nachsalzen. Solche Cremesuppen kann man auch mit Spargel, Tomaten, Brokkoli, Zucchini, Champignons und anderem Gemüse auf die gleiche Weise zubereiten, doch

empfiehlt es sich etwa bei Champignons oder Tomaten, 1 kleingehackte, geröstete Zwiebel, Kräuter und 1 zerdrückte Knoblauchzehe hinzuzufügen.

Italienische Salatschüssel

Etwas Kopfsalat, je $^1/_2$ rote und gelbe Paprikaschote, 1 kleine Tomate und $^1/_2$ Salatgurke waschen, putzen und zerkleinern. 1 kleine rote Zwiebel in dünne Ringe schneiden, alles bunt mischen und ein paar Oliven und eventuell etwas Thunfisch darüber verteilen.

Für das Dressing 2 Eßlöffel Weißweinessig, etwas Wasser, 2 Eßlöffel kaltgepreßtes Olivenöl, 1 zerdrückte Knoblauchzehe, 1 Teelöffel Senf, Salz und Pfeffer vermengen und erst unmittelbar vor dem Essen mit dem Salat mischen.

Man kann diesen Salat auch mit einem hartgekochten Ei, Schinken-, Puten- oder Hühnerbruststreifen bereichern, wobei er dann jedoch als Eiweißmahlzeit gilt.

Außerdem

- Parma- oder Rohschinken mit Zuckermelone
- Gemüseteller
- Marinierte italienische Gemüsevorspeisen
- Kleine Käsevariation (über 50% Fett in Tr.)
- Räucherlachs mit Spargel
- Austern

- Tatar mit Eidotter und den klassischen Zutaten (auch mit Brot erlaubt)
- Blutwurst mit Sauerkraut (mit Erdäpfeln als Kohlenhydratmahlzeit)

Getränke
Mineralwasser – Buttermilch – Kaffee (mit Obers) – Kräutertee – Buttermilch – Gemüsesäfte.

Tip: Um die schönen Farben des Gemüses nach dem Garvorgang zu erhalten, empfiehlt es sich, 1 Messerspitze Natron ins siedende Wasser zu geben.
Falls Sie eines der neutralen Gerichte als Vorspeise genießen und etwa Brot zum Räucherlachs oder zum Tatar essen, so bedenken Sie bitte, daß Sie mit Kohlenhydraten weitermachen sollten, um die Trennung korrekt durchzuführen.

Abendessen

Wie schon erwähnt, sollte das Abendessen leicht und klein dimensioniert sein. Kohlenhydratgerichte sind meist leichter verdaulich und haben zudem eine beruhigende Wirkung, was einen erholsamen Schlaf begünstigt. Falls Sie jedoch zum Essen eingeladen sind oder ausgehen, sind Sie wahrscheinlich mit einer Eiweißmahlzeit besser bedient. Sie können sich für das Abendessen auch aus dem Rezeptteil für das Mittagessen bedienen, doch wählen Sie leichte Kost.

mit Kohlenhydraten

- 1 kleine Portion Polenta
- Spargel mit Kartoffeln
- Gedünsteter Karfiol mit Butter und Semmelbröseln abgeschmalzen
- Räucherlachs mit Salzkartoffeln
- Kornspitz mit Kräuteraufstrich und Salat
- Heurige Kartoffeln mit Salat
- Butterbrot mit Schnittlauch
- Salami- oder Rohschinkenbrot
- Tatar mit Toast
- Gemüsereis
- Endiviensalat mit warmen Erdäpfeln

- Gnocchi mit Butterbröseln
- Krautfleckerl (ohne Zucker)
- Spaghetti mit Kräutersauce
- Müsli mit Trockenfrüchten und Joghurt
- Lachs- oder Rindscarpaccio mit Brot
- Schaf- oder Ziegenkäse mit Oliven und Brot

mit Eiweiß

- Forelle blau mit gebratenen Zucchini
- Kräuterforelle
- Scampi mit Lauch
- Gegrillte Hähnchenbrust mit Salat
- Schinken- oder Käseomelett
- Puten- oder Hühnerbrustfilet auf Blattsalat
- Kalbsschnitzerl mit Gemüse
- Magerer Schinken und Käse mit etwas geriebenem Kren
- Rindfleischsalat
- Hühnersalat mit exotischen Früchten (keine Bananen!)
- Früchte mit Joghurt
- Rindsuppe mit Gemüse und Fleisch
- Kalbspariser in Essig und Öl
- Putenschnitzel mit Gemüse
- Schinkensülzchen mit Zwiebelringen

- Vogerlsalat mit Ei
- Frische Früchte
- Spiegeleier oder Eierspeis mit gekochtem Schinken

Neutrale Gerichte

- Klare Gemüsesuppe
- Gemüsecremesuppen
- Mozzarella mit Tomaten
- Gemüse- oder Rohkostteller
- Italienische Salatschüssel
- Karfiol mit zerlassener Butter
- Milder Rohschinken
- Lachs- oder Rindscarpaccio mit Blattsalat
- Schaf- oder Ziegenkäse mit Oliven
- Marinierte italienische Gemüsevorspeisen
- Austern
- Kaviar
- Tatar
- Salat mit Schafkäse oder Thunfisch
- Geräuchertes Forellenfilet mit Oberskren
- Blutwurst
- Thunfischsalat
- Geräucherte Heringsfilets
- Matjes mit Zwiebelringen

Zwischenimbiß

Wer ausreichend frühstückt, zu Mittag und am Abend
ißt, wird kaum Zwischenimbisse benötigen. Will man
erfolgreich abnehmen, so bedenke man, daß sich die
Kalorien über den Tag ganz schön summieren können, wenn man neben den Hauptmahlzeiten auch
viele Kleinigkeiten zu sich nimmt.
Oft genügt schon ein Glas Wasser, um ein kleines
Hungergefühl zu besänftigen. Da man aber täglich
wenigstens ein Stück Obst essen sollte, ist dieses als
Zwischenmahlzeit bestens geeignet, zumal es auch
schnell und leicht verdaut wird. Ein Apfel beispielsweise hat sehr viele, gesunde Vitamine und wirkt
erfrischend und sättigend für den kleinen Appetit.
Auch ein kleiner Obstsalat mit Joghurt, ein Joghurt
natur, eine klare Gemüsesuppe, ein kleiner Salat- oder
Rohkostteller, etwas Spargel oder Mozzarella mit Tomaten werden den Kalorienhaushalt kaum überstra-
pazieren. Dabei muß auch keine mehrstündige Pause
zwischen der nächsten Kohlenhydrat- oder Eiweißmahlzeit eingehalten werden, weil diese Gerichte
größtenteils neutral und außerdem schnell und leicht
verdaulich sind.
Ißt man hingegen ein Salamibrot oder ein Brot mit
fettem Käse, so wäre nicht nur der Fettgehalt zu bedenken, sondern auch die vierstündige Essenspause.

Mit einem kleinen Heringssalat ohne Kartoffel oder einer Rindscarpaccio wären Sie da schon besser bedient. Nüsse gelten als neutral, es sei denn, Sie genießen sie mit Trockenfrüchten.

Bevor Sie nach Schokolade oder sonstigen Kalorienbomben greifen, können Sie die Lust auf Süßes auch mit vollreifen Früchten wie Trauben, Erdbeeren, Pfirsichen oder Kirschen befriedigen. Falls diese gerade nicht in Reichweite sind, tut's zur Not vielleicht auch ein zuckerfreier Kaugummi. Mir persönlich verschafft meist eine Tasse Kaffee mit etwas Rahm und Süßstoff eine wohltuende innere Ausgeglichenheit.

Desserts

Das Angebot an Nachspeisen ist im Trennkostplan nicht ganz so reichhaltig wie sonstige Mahlzeiten. Ich selbst habe meist auf Desserts verzichtet, weil mein Körper schon nach kurzer Zeit der Ernährungsumstellung kaum noch Bedarf an Süßem zeigte. Dafür aber darf ich mit effizienten Erfolgserlebnissen meiner Gewichtsabnahme aufwarten, die mir das Leben auch versüßen. Wenn ich einmal Gäste habe, dann bekommen sie meist Früchte mit Joghurt oder erfrischende Früchtefrappés, weil ich einfach keine Lust habe, etwa einen Kaiserschmarren zu backen, auf den ich selber verzichten müßte. Bis heute war mir deswegen noch niemand gram, und wenn es so wäre, würde ich solche Gäste ohnehin in die Wüste schicken.

Für jene aber, die es mit dem Abnehmen nicht allzu eilig haben und auf Nachspeisen nicht verzichten möchten, ein paar Beispiele.

mit Kohlenhydraten

Zabaione (Weinschaumcreme)
Vermischen Sie 1 Eigelb, $1/2$ Eßlöffel Zucker und etwa $1/8$ Liter mit etwas Wasser verdünnten Marsala. Stellen sie den Behälter in einen Topf mit siedendem Wasser und verquirlen Sie die Masse mit dem Mixer auf mittlerer Stufe, bis die Creme dickschaumig geworden ist. Entweder sofort heiß servieren oder die Schüssel aus dem Wasserbad nehmen und weitermixen, bis die Creme kalt geworden ist.

Honigbanane
Die Banane schälen und in Butter (1 Teelöffel) rundherum kurz anbraten. 1 Teelöffel Honig mit etwas heißem Wasser verrühren und über die Banane geben. 1 Eßlöffel Mandelsplitter in Butter anrösten und darüberstreuen. (Anstatt Honig kann man auch Ahornsirup verwenden.)

Heidelbeercreme

2 Eßlöffel Magertopfen mit etwas Rahm glattrühren, $1/2$ Eßlöffel Zucker (oder Süßstoff) und eine Prise Vanillin-Zucker daruntermischen. Die Hälfte einer kleinen Tasse Heidelbeeren pürieren, die restlichen Beeren behutsam unter die Masse heben. In eine Schale füllen und die pürierte Heidelbeersauce darübergeben.

Außerdem

- Nüsse mit Trockenfrüchten (Studentenfutter)
- In Scheiben geschnittene Bananen mit Joghurt und etwas Honig
- Müslijoghurt mit Trockenfrüchten
- Kalorienarmer Müsliriegel
- Schimmelkäse oder anderer Käse (über 50% Fett in Tr.) mit Brot

Joghurtbecher

Verschiedene reife Früchte (keine Bananen) zerkleinern und in eine Schale geben. Joghurt bei Bedarf
mit wenig künstlichem Süßstoff und einem Spritzer
Zitrone abschmecken, glattrühren und über die
Früchte verteilen. Eventuell geröstete Mandelsplitter
darübergeben.

Kompott

Wahlweise Äpfel, Birnen, Zwetschgen, Marillen oder
Kirschen (nur gut gereifte Früchte) mit etwas Wasser
(nach Belieben), einem kleinen Stück unbehandelter
Zitronenschale, 1 kleinen Zimtstange und 2 bis 3
Gewürznelken aufkochen. Bei Bedarf ein bißchen
Süßstoff verwenden. Alle Zutaten bis zum Erkalten
ziehen lassen, danach Zitronenschale, Zimtstange
und Gewürznelken herausnehmen. Das Kompott vor
dem Servieren mit etwas Zimt bestreuen.

Mangocreme

Eine vollreife Frucht vom Kern lösen und pürieren,
mit 2 Eßlöffeln glattgerührtem Topfen und 1 Eßlöffel
Rahm vermischen und mit gehackter Zitronenmelisse
garnieren. (Es bleibt Ihrer Fantasie überlassen, die
Frucht beliebig durch andere auszutauschen.)

Bratapfel

Den Bratapfel waschen und mit einem Apfelausstecher das Kerngehäuse entfernen. Etwas Preiselbeerkompott mit 1 Teelöffel Rum, Zimt und geriebenen Nüssen abschmecken und in die Öffnung füllen. Ein kleines Stück Butter darübergeben und ca. 30 Minuten im Backofen braten.

Außerdem

– Reife Erdbeeren oder frische Ananas mit etwas Schlagobers
– Erdbeerfrappé oder andere pürierte Früchte mit Milch
– Apfelmus
– Fruchtsorbet
– Rote Beerengrütze
– Rohe Topfen-Joghurt-Nockerl mit Fruchtmus
– Melonen
– Kleiner Käseteller mit Trauben oder Birnenspalten (ohne Brot)

Tip: Eiweißdesserts sollten nicht mit Honig, Zucker oder Ahornsirup gesüßt werden. Reife, süße Früchte machen zusätzliche Zuckerbeigaben überflüssig. Künstliche Süßmittel sollten wegen der chemischen Substanzen nur sparsam Verwendung finden.

Kleiner Nachsatz

Zu guter Letzt möchte ich noch einmal betonen, daß diese Ernährungsweise nicht nur dafür geeignet ist, das Gewicht zu regulieren, sondern durch die Entsäuerung des Körpers auch eine gute Basis für Vitalität und inneres Gleichgewicht bietet.

Wer seinen Körper überfordert, tut auch seiner Seele nichts Gutes. Setzen Sie sich, falls Sie Ihr Gewicht vermindern wollen, keine unrealistischen Ziele und denken Sie daran, diese Ernährungsweise nicht als kurzfristige Diät, sondern als neue Lebensphilosophie zu betrachten. Sie müssen keine Olympiade gewinnen, sie müssen nicht hungern, sie müssen nicht leiden! Vielleicht finden auch Sie mit dieser Ernährungsweise einen individuellen, lebbaren und weitgehend unbeschwerlichen Weg, der auch kleine Sünden verzeiht, um an der Lebensfreude nicht vorbeizuführen.

Dieser Weg ist das Ziel und nicht die Zeit!

Ihre ersten Erfolge werden Sie glücklich und stolz machen, doch die späteren Reaktionen all jener, die Sie einst belächelten, werden Sie berauschen. Vielleicht werden Sie durch neue Lebensenergie verborgene Stärken Ihrer Persönlichkeit entfalten, die man Ihnen – und vielleicht auch Sie selbst sich – nie zugetraut haben.

Unsere Ausstrahlung ist das Spiegelbild unserer Seele. Das von Modezaren genormte Idealbild ist weit entfernt von jener Schönheit, die durch Gesundheit, Freude und innere Ausgeglichenheit entsteht.

Ende und Anfang?

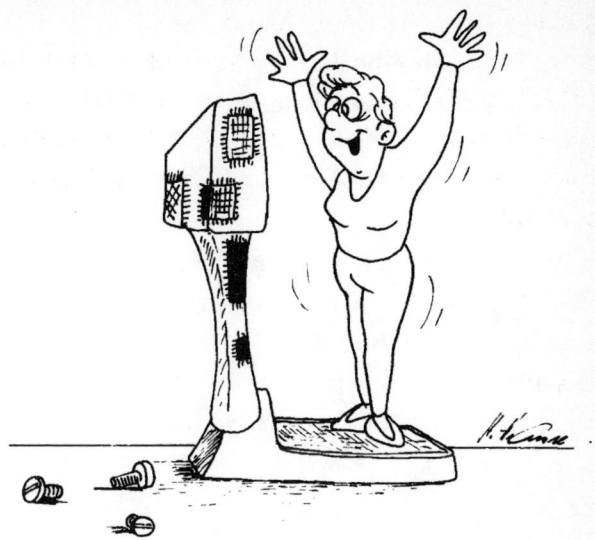

Wortdeutung

Für meine Leser in Deutschland und in der Schweiz,
für die die landesüblichen österreichischen Begriffe
exotische Rätselhaftigkeit auslösen:

abgeschmalzen	mit heißem Schmalz oder Butter übergossen (es muß zischen)
dkg (»Deka«)	Dekagramm = 10 Gramm
Erdapfel	Kartoffel
Fisolen	grüne Bohnen
Häferlkaffee	leichter Kaffee mit Milch
Heidensterz	spezielle steirische Speise aus Heidenmehl
Heurige	neue Kartoffeln
Kaiserschmarrn	beliebtes Dessert aus Eiern, Milch, Mehl (nicht trennkostgeeignet)
Kalbspariser	feine Wurst aus Kalbfleisch
Karfiol	Blumenkohl
Kornspitz	Brötchen aus Vollkornmehl
Kren	Meerrettich
Oberskren	Meerrettich mit Schlagsahne
Polenta	Maisgrieß
Reindlrostbraten	in der Pfanne weichgedünstetes Beiriedstück
Schwammerl	Pilze

Topfen	Quark, Weißkäse
Sterz	steirische Speise aus Maisgrieß (Polenta) oder Heidenmehl

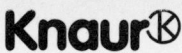
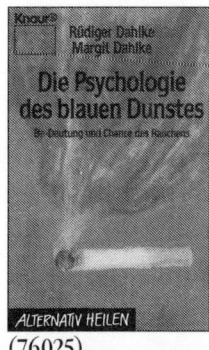
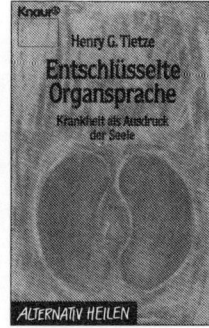
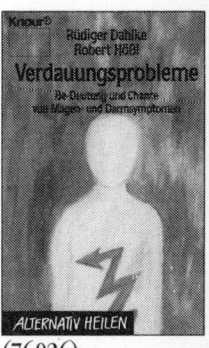
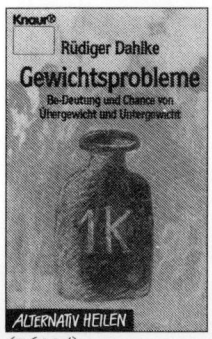
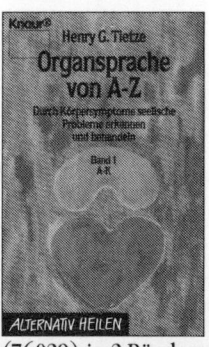
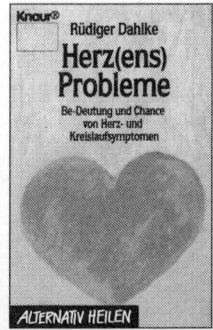